Ursula Maria Auktor

BeziehungsDynamit

SHEEMA

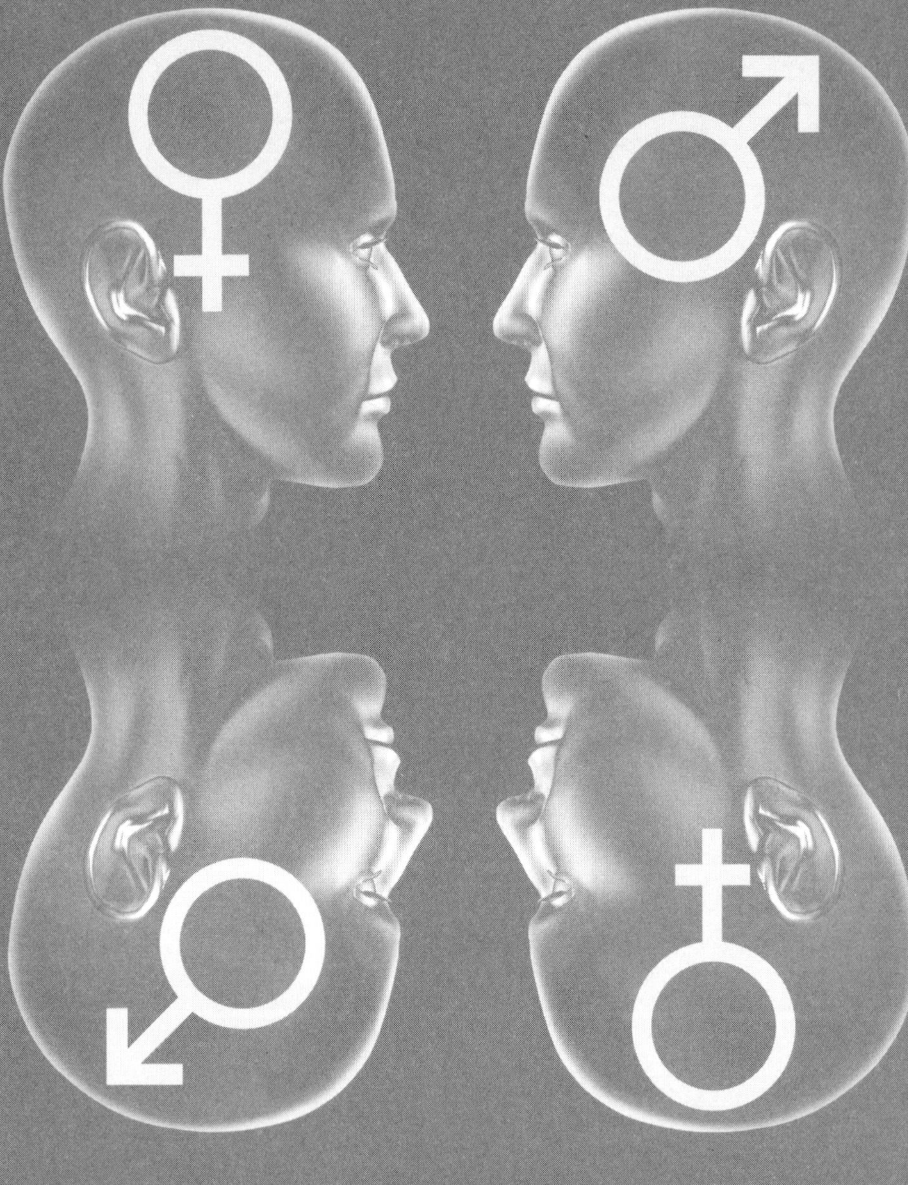

Ursula Maria Auktor

BeziehungsDynamit

Redaktionelle Mitarbeit
Andrea Houston

Bibliografische Information der Deutschen Bibliothek
Die Deutsche Bibliothek verzeichnet diese Publikation in der Deutschen Nationalbibliothek; detaillierte Daten sind im Internet über http://dnb.ddb.de abrufbar.

1. Auflage 2014

Tel.: 08053 – 7992952, Fax: 08053 – 7992953, http://www.sheema-verlag.de
Bildmaterial: ©lightwise/123rf.com, Archiv Ursula Maria Auktor

ISBN 978-3-931560-44-7

Gesamtkonzeption: Sheema Medien Verlag, Cornelia Linder, www.sheema-verlag.de
Covergestaltung: Schmucker-digital
Redaktionelle Mitarbeit: Andrea Houston
Druck und Bindung: FINIDR, s.r.o., Český Těšín

⚥

Inhalt

Seite

HINWEIS:
Der Begriff „Partner“ wird im Nachfolgenden jeweils für beide Geschlechter eingesetzt.

Mann + Frau = BeziehungsDynamit?

Vorwort der Verlagsleiterin Cornelia Linder

Als ich im Frühjahr 2013 Ursula Maria Auktor (UMA) fragte, ob sie sich vorstellen könne, ein Buch zum Thema „Frauen und Sexualität“ zu schreiben, und zwar aus der Sicht ihrer langjährigen und erfolgreichen Beratungspraxis, antwortete sie nach einem kurzen Zögern: „Das kann ich gerne machen, aber ganz ehrlich – ich steh auf der Seite der Männer, mir tun sie leid!“ Jetzt, nachdem ich das Manuskript gelesen habe, weiß ich, was sie damit meinte …

Es ist ein Buch entstanden, das sehr persönlich geschrieben ist – jede/r, der UMA kennt, wird sagen: Das ist sie, wie sie leibt und lebt. Unbestechlich, weitsichtig, provokativ und mit einem Augenzwinkern (be-)schreibt sie ihre Sichtweise eines immer noch „heiklen“ Themas. Mann und Frau – geht das überhaupt? Mann + Frau = BeziehungsDynamit?

Veranschaulicht wird das Ganze mit original Praxisbeispielen, die für mich zu den Highlights zählen, denn durch sie werden die Themen absolut authentisch, verständlich und begreifbar.

UMA erklärt: „Sexuelle Probleme sind nicht die Störung, die es zu beseitigen gilt, sondern der Schlüssel zur vollen Entfaltung des sexuellen Potenzials in der Liebe und Paarbeziehung.“ Der Schwerpunkt von sexuellen Problemen und deren Lösungen liegt nicht in der Wiederherstellung der sexuellen Funktionsfähigkeit, sondern darin, sexuelle Intimität und Erotik zu ermöglichen. Dies setzt die Fähigkeit voraus, sich dem Partner so zu zeigen und sich so zuzumuten, wie man wirklich ist. Es braucht die Bereitschaft zum eigenen Prozess und die Reife, sich dem Partner mit all seinen Gefühlen und Ausdrucksmöglichkeiten anzuvertrauen und sich dabei mit sich selbst zu konfrontieren. Sexuelle Probleme beinhalten meist Verlagerungen eigener, bisher nicht gelebter Prozesse und damit Ängste und Widerstände, die die Beziehung infrage stellen. Es sind Ängste vor dem Ungeliebtsein, vor dem Verlassenwerden und der Einsamkeit, aber auch eine tiefe Verunsicherung des Selbstwertgefühls. Ein Gefühl von Verletztsein in der eigenen Weiblichkeit oder Männlichkeit. Ein hochexplosives Gemisch also – BeziehungsDynamit vom Feinsten!

Lassen Sie mich eine kleine Anekdote erzählen, die UMA einmal zum Besten gab und die von einem ihrer zahlreichen Klienten stammt. Er sagte:

„Wenn mich jemand fragt, warum die Arbeit mit UMA so gut ist – warum ich immer wieder eine Beratung bei UMA buche, dann antworte ich meist mit diesem passenden Bild: Immer wenn ich eine Frage habe, ein Problem, bei dem ich nicht weiterkomme, wenn ich rumeiere – dann schicke ich UMA eine Mail. Wenn ich am nächsten Morgen meinen PC hochfahre, das Mailprogramm öffne und in die Antwortmail von UMA reinklicke, dann: peng, kommt blitzschnell eine Faust herausgeschossen, die immer direkt ins Schwarze trifft. Kristallklar, knallhart, direkt – und immer passend. Deshalb bin ich bei UMA."

Genauso ist dieses Buch. Schnörkellos, klar und direkt werden hier die Fakten aufgezeigt. UMA gibt keine Erklärungen, sondern stellt fest. Ihr Stil ist dabei alles andere als geradlinig – mal schreibt sie moderat und in einem angenehmen Fluss, dann wiederum fliegen einem provokative Ausrufe um die Ohren (bzw. Augen). Keine Wohlfühllektüre also. Für viele kann es hart sein, so direkt zu lesen, wie wir – als Frauen und Männer – funktionieren. Wie wir unsere Macht ausspielen, bewusst und unbewusst, und wie wir als Gegenpart darauf re-agieren. Deshalb appelliere ich an Sie: Lassen Sie sich nicht beirren, bleiben Sie dran. In jedem der Sätze steckt ein Fünkchen Wahrheit – oder vielleicht sogar ein ganzer Flächenbrand. Seien Sie ehrlich mit sich selbst, denn wenn nicht Sie, wer dann? Und wenn nicht jetzt, wann dann?

Was es ist …

… Ein Buch, das zunächst Widerstände in uns auslöst. Für interessierte Männer und Frauen, die über den heutigen Geschlechterkurzschluss und archaische Rollenverteilungen etwas hören wollen. Für Neugierige, die Verborgenes schätzen und sich bewusst mit folgenden provokativen, starken sowie heiklen und tabuisierten Thesen und deren Wirkungen auseinandersetzen möchten:

- MANN UND FRAU UNTER SPANNUNG DER EMOTIONALEN ERBMASSE
- DIE FRAU ALS BIOLOGISCHE TERRORISTIN IM ANSPRUCH AUF MACHT
- STATUS DER ANSTÄNDIGEN FRAU DURCH SELBSTOPFERUNG
- SEX ALS STÄRKSTE WAFFE DER FRAU
- PATRIARCHALE PRÄGUNG DURCH EVOLUTIONÄRE KONDITIONIERUNG
- DIE VERBORGENE UNENDLICHE ANGST DES MANNES VOR DER FRAU
- DAS MÄNNLICHE STEHVERMÖGEN IN BERUF UND PARTNERSCHAFT
- EHE UND PARTNERSCHAFT UNTER DEM JOCH DER GESELLSCHAFTSNORMEN
- SELBSTVERLEUGNUNG ALS MACHTMISSBRAUCH
- SEXUALITÄT ALS WEGWEISER ZUR SELBSTERKENNTNIS
- ALIBIS, MUSTER UND HINTERGRÜNDE VERSTECKEN SICH IN DEINER EIGENEN GESCHICHTE

UMA LIFE-Praxis

Die Philosophie der Arbeit

Sowohl der Inhalt dieses Buches als auch meine Arbeit in der LIFE-Praxis basieren nicht auf der klassischen Psychotherapie. Beides stützt sich auf die Erkenntnisse der modernen Gehirnforschung, der Evolutionsforschung und der Bewusstseinsforschung, die mit dem Quantenansatz alle Phänomene in ganzheitlicher Sicht wahrnehmen. Das heißt, die Quantenpsychologie trennt den Menschen nicht ab oder teilt ihn ein, sondern sieht ihn im Zusammenhang mit dem Rest des Universums.

Eine ausführliche Besprechung und Analyse der Lebenssituation, mit Blickrichtung auf die jeweilige Disharmonie, ist die Psychotherapie. Hier wird versucht, dem Menschen zu helfen, indem über Bewertungskriterien die Funktion des Einzelnen wiederhergestellt werden soll – ganz auf der Basis des jeweiligen Zeitgeistes. Der Therapeut analysiert von außen und gibt die jeweilige Therapie vor. Dass hier für den Patienten unbewusst ein neues Abhängigkeitsverhältnis entstehen kann, steht einer Diagnose im vagen Kontrast gegenüber.

Die Psychotherapie sieht und betont den individuellen, persönlichen Vordergrund des einzelnen Menschen. Sie arbeitet jedoch auch heute noch auf der Ebene des „Verbessernwollens", während das Quantenbewusstsein Verständnisebenen schafft, die dazu führen, dass die Verbundenheit aller Dinge als Kontext erkannt wird und nicht als im gegenseitigen Widerstand stehende Aspekte.

Somit ist unsere Welt im Außen nur das Spiegelbild unserer inneren Bilder, unserer inneren Welt. Diese Vorstellungen, die wir selbst erschaffen, stellen sich im sichtbaren Leben, in der Form, als unbewusste Antriebsfedern und Symbole dar, die uns leiten und von denen wir uns sehr oft bestimmen lassen. Sie sind unsere eigentliche Führung, unser innerer Bezugsrahmen, in welchem sich unsere physische Entwicklung, im Weltlichen und Irdischen, vollzieht.

In der Quantenpsychologie geht es nicht um Rekonstruktionen von Geschichten und Vorstellungen, sondern um die Wahrnehmung und Annahme des bestehenden Dramas oder Traumas. Der Weg zur Selbsterkenntnis führt notwendigerweise durch beherztes Erfühlen und Erfahren seiner selbst. Auch die Wissenschaft der Neurobiologie unterstreicht, dass es darum geht, die Konflikte bewusst zu erleben und zu empfinden. Demnach hat alles, so wie es ist, eine Bedeutung und einen eingebundenen Sinn, auch wenn dieser erst durch die eigene Erfahrung ersichtlich wird.

Meine Tätigkeit besteht in der Unterstützung bei der Identitätsfindung, in der Prozessbegleitung und der Anleitung zur Wahrnehmung unbelasteter Wahrheit. Diese Thematiken und die Erkenntnisse daraus sind Inhalte dieses Buches.

Wer bist du als Frau?
Wer bist du als Mann?

Ist dir diese oder eine ähnlich gelagerte Frage schon einmal untergekommen? Nein? Dann könnte es höchste Zeit sein, dein Frausein oder Mannsein genauer unter die Lupe zu nehmen. Denn mit dieser Grundfrage begibst du dich nicht nur in diesem Buch auf die Reise zu dir und deiner Wahrheit, sie dient auch als wichtiges Hinweisschild für deine Partnerschaften und deine Sexualität.

In meinen Beratungen, Seminaren und Vorträgen (nähere Informationen auf Seite 155) jedenfalls begegne ich regelmäßig höchst erstaunten Blicken, wenn ich diese Frage stelle. Du kannst dir vorstellen, dass die Antworten dementsprechend klischeehaft behaftet sind. Doch im Ernst, wer bist DU als Frau oder als Mann? Und was für ein Frauenbild bzw. was für ein Männerbild hast du?

Da die meisten Menschen vorzugsweise von sich weg zum anderen Geschlecht schauen, erstaunt es wenig, wenn die Antworten auf die gegengeschlechtliche Frage weitaus lebendiger heraussprudeln.

- Zur Frau: Was für ein Bild hast du von Männern?
- Zum Mann: Was für ein Bild hast du von Frauen?

Dieser Umstand lässt schnell auf die dahinterliegenden, hohen Erwartungen des Einzelnen an einen Partner und seine eigene Bedürftigkeit schließen. Doch ist es so einfach? Wenn ja, woher kommt diese starke Abhängigkeit von meist sehr alten Vorstellungen, die in der heutigen freien und modernen Zeit eigentlich als überholt gelten könnten? Wenn dann noch Aussagen hinzukommen wie „es gibt heute einfach keine richtigen Männer mehr“, könnte man schon auf die Idee kommen, dass die Gleichberechtigungskampagnen der vergangenen Jahrzehnte, in Bezug auf Partnerschaft und Sexualität, am Marktteilnehmer Mann/Frau eindeutig vorbeigerauscht sind. Denn: Was ist ein richtiger Mann? Und gibt es richtige Frauen? Überhaupt: Was bedeutet in diesem Zusammenhang eigentlich die Einschätzung „richtig“?

Schon zu Beginn meiner Arbeit habe ich sehr schnell feststellen müssen, dass in Beziehungen auf der Ebene der Sexualität sehr ausgereifte Macht- und Ohnmachtmethoden zum Alltag gehören. Speziell in Beratungsgesprächen mit Frauen kamen (und kommen!) immer wieder die unausgesprochenen Abmachungen mit deren Partnern zum Vorschein. Vornehmlich wird erwartet, dass dieser die eigenen Bedürfnisse befriedigt, und wenn diese stille Vereinbarung nicht eingehalten wird, startet das unbewusste Machtkampf-Beziehungs-Programm, worin häufig die Sexualität als Kampfarena herhalten muss.

- „Als ich Single war, hatte ich Sex zu meinem Vergnügen. Seit ich verheiratet bin, habe ich Sex, um meinen Mann zu befriedigen.“
- „Ich habe Sex, weil ich das Gefühl habe, es meinem Mann schuldig zu sein, und ich möchte, dass er glücklich ist.“
- „Ich liege da, stöhne ab und zu und denke an meine Einkaufsliste, oder was sonst noch zu tun ist, damit ich nicht einschlafe. Und wenn es vorbei ist, sage ich, es war toll.“
- „Mein Mann hat doch keine Ahnung; ich kann mit ihm machen, was ich will. Der hat doch nicht einmal gemerkt, wie ich ihn manipuliere.“

- „Ich liebe meinen Mann. Er ist echt fair, prügelt mich nicht, hat genug Geld und versorgt mich gut. Doch ich finde ihn sexuell nicht attraktiv, dabei sieht er gut aus. Es gibt keinen realen Grund, ihn im Bett zurückzuweisen."
- „Ich fühle mich in der Beziehung mit meinem Mann sexuell wie abgestorben. Wenn ich da an meine vorherige Beziehung denke – der Mann ging fremd, war unzuverlässig und konnte im Streit schon mal zulangen – aber der Sex mit ihm war in Ordnung. Wieso kann ich mit einem Mann, der gut zu mir ist, nicht schlafen?"

Mit solchen und ähnlichen Eingeständnissen wird einem bewusst, welche Macht die Frauen besitzen und wie leicht es ihnen Männer machen, diese Macht auszuleben. Jahrelange Erfahrung und unzählige Beratungen und Gespräche zeigen außerdem, dass sich „Störenfriede und Spielverderber" (Partner) auf ihrem Lebens- und Liebesweg immer finden. Dabei könnten Partnerschaft und Sexualität tatsächlich als ultimativ bester Selbsterkenntnisweg dienen und genau deshalb macht es Sinn, dass dieses Buch sowohl Frauen wie Männer in die Finger bekommen.

Zugegeben, das bereits Angesprochene und die angeführten Aussagen sind alles andere als romantisch und entbehren jeglicher harmonischer Vorstellung einer Hollywoodfilminszenierung, doch deswegen liest du dieses Buch nicht. Wahrscheinlich tust du es, weil dein bisheriges verträumtes Liebesbeziehungskonzept nicht mehr befriedigt – oder du bist grundsätzlich einfach neugierig. Was auch immer der Grund sein mag: Du suchst nach Antworten und vielleicht sogar Klarheit über dich, deine Beziehungen und deine Sexualität. Mir ist durchaus bewusst, dass meine Sichtweise zu diesem Thema die vorherrschenden gesellschaftlichen Rollen von Frau und Mann in ihren Grundfesten erschüttern kann. Da ich aber seit Jahren in meiner Praxis tagtäglich erfahre, wie kolossal befreiend das Aufdecken von

Irrtümern und Illusionen sein kann, werde ich kompromisslos die unbewussten (teilweise auch bewussten) weiblichen Machtspiele aufzeigen und dadurch auch dem Mann einen tiefen Einblick gewähren. Was das bedeutet, erkennst du spätestens, wenn du die realistischen Praxisbeispiele liest. Denn es gibt eine Chance, und die besteht darin, die eigene Wahrheit anschauen zu wollen, sie zu erkennen, zu akzeptieren und danach zu leben.

Die Chance

Das Thema Sexualität wird oft benutzt, um Schwierigkeiten in der Partnerschaft zu erklären. Sie ist demnach tatsächlich nur das Symptom – die Ursache liegt ganz woanders. Die Sexualität ist der Kampfplatz und die Arena in der Partnerschaft – es ist der Kampf um Macht und Ohnmacht. BeziehungsDynamit!

Hier werde ich also die Sexualität als Symptom hinterfragen, sie nicht als Ursache betrachten für die Probleme damit. Denn Sex ist nicht von ungefähr die Allzweckwaffe der Frau, mit der sie sehr viel erreichen kann. Dies scheint von außen betrachtet nicht immer fair dem Partner oder Mann gegenüber, doch hat auch diese „Entwicklung" ihre Gründe und Berechtigung. Und auch wenn Männer Sexualität etwas argloser, ursprünglicher und nicht ganz so oft als manipulatives Machtmittel einsetzen, heißt das noch lange nicht, dass diese sie befriedigt.

In meiner Praxisarbeit sind die beiden häufigsten sexuellen Symptome in einer Partnerschaft unbestritten, dass einer von beiden entweder zu wenig oder zu viel Sex will. Wie kommt es, dass die meisten Menschen Probleme mit ihren sexuellen Bedürfnissen haben? Offensichtlich gibt es immer einen Partner, der seine sexuelle Lust weniger stark zeigen und ausleben muss oder kann. Dieser kontrolliert dann meist auch, ob und wann es zum Sex kommt. Der Partner mit der größeren sexuellen Begierde leitet in der Regel die sexuellen Aktivitäten bewusst oder unbewusst in die Wege, denn er möchte ja sein Mangelbedürfnis stillen. Allerdings entscheidet meist der weniger lustvolle Partner – wobei sich Lust nicht nur auf Sexualität bezieht, sondern auch auf Lebenslust – ob und auf welche Aktivitäten er eingeht. Ein ganz banales Beispiel dazu: Dein Partner will dich zum Essen einladen, weil er oder sie große Lust auf ein spezielles Gericht hat. Gehst du auf die Einladung ein, auch wenn du nicht hungrig bist? Oder esst ihr schlussendlich doch zu Hause, weil du mit deiner Unlust und dem Nichthungrigsein die Situation kontrollierst? Du siehst also, Sexualität ist ein ganz normales Grundbedürfnis wie Essen und Trinken.

❖ Deine Einstellung zu deiner Sexualität und deinem Verlangen ändert sich fortwährend, dein ganzes Leben lang.

Will ein Partner zu viel Sex, kannst du entsprechend deiner Veranlagung und Muster den Partner zum Sexsüchtigen oder zur Nymphomanin abstempeln. Will er/sie zu wenig Sex, fühlst du dich zu wenig begehrt und bezeichnest ihn als Weichei oder Waschlappen und sie als frigide.

Es gibt jedoch eine Chance, wie du mit deiner Sexualität ehrlich und angstfrei umgehen kannst, und dazu gehört auch, dass du dir deines sexuellen Erbes aus den Zeiten des Matriarchats und des Patriarchats bewusst wirst (siehe Seite 77). Vor allem aber geht es um deine eigene Wahrheit und darum, dich einmal ganz wertfrei anzuschauen, zu fühlen und mit der Selbstverleugnung aufzuhören, denn diese Wahrheit kannst du erst kommunizieren und leben, wenn du dich und deine Muster kennst und akzeptierst. Schau also wieder zurück zu dir, anstatt im Außen die Lösungen suchen zu wollen.

Hinterfrage deine Muster und Konditionierungen und lass all das, was dich blockiert, einfach zu, indem du es in deine eigene Verantwortung nimmst. Denn niemand im Außen oder aus deiner Vergangenheit hat Schuld an deinen heutigen Umständen. Geh einen Schritt weiter als die große Masse deiner Mitmenschen und steig hier nicht aus. Lies einfach weiter.

Das Drehbuch

Abgesehen von der Frage, wer du als Frau oder als Mann bist: Hast du dich schon einmal gefragt, wer oder was du als Mensch bist? Wie verhält sich das bei dir? Wenn du schon einmal an diesem Punkt warst, was hat sich dir gezeigt? Ist dir als Erstes vielleicht deine Profilbeschreibung auf einer deiner Social-Media-Plattformen in den Sinn gekommen? Dann willkommen im Club! Doch ist das wirklich alles, was du bist?

Wie kommt es, dass du einzig deine äußere Fassade wahrnimmst und das „größere Bild“ von dir nicht einmal erahnen kannst? Aus meiner Erfahrung kann ich sagen, dass die meisten sich selbst eher Fragen stellen können wie: „Warum bin ich nur so, wie ich bin, und nicht so, wie ich sein sollte?“ „Warum ist mein Verhalten und Handeln genau so und nicht anders?“ Oder vielleicht: „Warum lande ich immer wieder bei den falschen Männern/Frauen?“ Nicht nur dass Warum-, Wieso- und Weshalb-Fragen unweigerlich im Analysieren und „Mit-sich-selbst-Diskutieren“ enden. Sie sprechen alle nur die Verstandesebene an und führen unabwendbar ins Vergleichen mit anderen und damit ins Mangelbewusstsein. Das dementsprechende „Resultat“ kommt dem Gefühl der Unzulänglichkeit sehr nahe. Man fühlt sich „nicht in Ordnung“, „falsch“ oder „ungenügend“. Dieses fast schon tägliche Ritual nutzt die eine oder der andere als Antrieb, um in der Leistungsfunktion vermeintlich noch größere Erfolge abrufen und noch ehrgeizigere Ziele anstreben zu können – in der heutigen Gesellschaft ist dies mehr als erstrebenswert –, doch sicher hast du auch schon gehört, oder mitbekommen, dass Stress und Überbelastung krank machen können.

Zugegeben, sich selbst eine Frage über das eigene wirkliche Sein zu stellen, ist ohne Mut und Neugier nicht ganz ungefährlich – könnte es doch tatsächlich zu Erkenntnissen führen, die einiges im altbekannten Leben ins Wanken bringen könnten. Und genau da steigen die meisten von uns aus und flüchten in ihre wohlbekannte Komfortzone zurück. Wie ineffektiv diese Flucht vor sich selbst sein kann, zeigt sich oft im Frust darüber, dass man immer wieder in alte Fehlerfallen tappt und mit übersteigertem Konsum ein scheinbares Manko zu kompensieren versucht. Oder indem man der krampfhaften Suche nach der neuesten Therapieform, einem neuen Medikament, einem neuen Partner oder anderen Ablenkungsmanövern erliegt. In der täglichen Praxis erlebe ich, dass der Fluchtweg mehr Risiken als Chancen birgt, denn echte Lösungen werden nur im tiefsten Leid und Schmerz erkannt.

- Doch was wäre denn, wenn du so, wie du bist, vollkommen in Ordnung wärst?
- Welche täglichen Maßnahmen, Handlungen und kritischen Gedankentiraden würden denn mit einer solch radikalen Haltung einfach wegfallen?
- Wofür hättest du dann mehr Energie, Lust und auch Zeit?

In meinen Beratungen und Vorträgen, vor allem aber auch im Remember-Prozess® und anderen Seminaren biete ich den Menschen zu diesem Thema jeweils die „Idee“ des persönlichen Drehbuches an. Diese Sichtweise ist weder neu noch von mir, doch sie zeigt mit pragmatischer Einfachheit eine Logik auf, die jeden in seiner Einzigartigkeit anerkennt. Du magst dein eigenes Sein im Mainstream der uniformen Gesellschaft vielleicht negativ bewerten, doch in deiner Essenz bist du so, wie du bist, vollkommen in Ordnung.

Womit wir bereits beim wichtigsten Punkt des Drehbuchs

sind: Jeder Mensch ist individuell, einzigartig! Keiner kann und darf sich anmaßen, für den anderen etwas besser zu wissen, zu wollen oder zu tun. Dies gilt für alle Menschen, die an deinem Leben teilhaben. Sei es ein Partner, oder seien es Kinder, Eltern, Freunde usw.

Gehen wir doch einmal davon aus, dass es mehrere höhere, universelle Gesetzmäßigkeiten oder Ordnungen gibt. Wie das Wort „universell" bereits andeutet, handelt es sich um die feinstoffliche, nicht sichtbare Ebene. Dann stellen wir uns weiter vor, dass unser Geist (unser Bewusstsein, die Essenz) sich entscheidet, aus der vollkommenen Ordnung (Bewertungslosigkeit) in die Unvollkommenheit (Polarität und Dualität) der Welt, also in die grobstoffliche Ebene, zu gehen. Diese Essenz hat außerdem bereits entschieden, welche Erfahrungen sie in dieser Welt machen will.

Nehmen wir als Beispiel einmal an, dass deine Essenz sich für die Erfahrung „Unabhängigkeit" entschieden hat. Dein Drehbuch trägt nun also den Titel „Unabhängigkeit". Um diese nun erfahren und erleben zu können, brauchst du Menschen, die dich von Anfang an, auf verschiedenste Art und Weise das Gegenteil erleben lassen, dich also in die Abhängigkeit bringen.

Du hast dementsprechend auf der feinstofflichen Ebene ein sogenanntes „Casting" vorgenommen und triffst nun in deinem alltäglichen Leben auf die ausgewählten Mitwirkenden. Diese Menschen werden dich begleiten und dabei unterstützen, das Prinzip der „Unabhängigkeit" durch Eingrenzungen deiner Selbstständigkeit und Verletzung deiner Autonomie erfahren zu können. Sie bringen dich immer wieder an deine Grenzen und erinnern dich an deine selbst gewählte Erfahrung.

❖ Der Vielfalt der Drehbuchtitel sind keine Grenzen gesetzt.

Das Prinzip unserer Welt ist die Polarität und damit die Dualität, was ebenfalls eine universelle Gesetzmäßigkeit ist. Es ist das Prinzip der Gegensätzlichkeit. Ohne Nacht kein Tag, ohne Hass keine Liebe, ohne Verletzung keine Vergebung. Das alles ist nur in der Gegenüberstellung der Polarität erkennbar.

Da sich selten jemand an seine Essenz und sein Drehbuch erinnert, ist es kein Wunder, dass wir eine weitere universelle Gesetzmäßigkeit nicht erkennen können. Nämlich das Gesetz der Selbstverleugnung. Die Polarität der grobstofflichen Welt lässt die Gegenüberstellung von Dingen wie in einem Spiegel erscheinen, seitenverkehrt und verdreht. Dieser Umstand führt dazu, dass du dich selbst im Außen als das Gegenteil deiner Essenz wahrnimmst. Heißt dein Drehbuch zum Beispiel „stark", wirst du im spiegelverkehrten Außen alle und alles andere als stark empfinden und dich selbst in der Verdrehung und Selbstverleugnung als „schwach" wahrnehmen. Du kreierst dementsprechend selbst Umstände, Situationen und Verhaltensweisen, die dir dieses Gegenteil der Stärke (die Schwäche) bestätigen sollen. Denn ein weiteres universelles Gesetz heißt: Du gehst da hinein, was du nicht bist, um zu erkennen, was du bist.

Nach all dem: Könnten wir also davon ausgehen, dass wir unser Drehbuch selbst schreiben? Offensichtlich. Einigen mag das beschriebene „Prinzip" einleuchten. Erklärt es doch so einiges im persönlichen Leben. Auch wenn dein persönliches Drehbuch einzig angelegt, aber nicht festgelegt ist, heißt das nicht, dass du deinen dir entsprechenden Erfahrungen entfliehen kannst, um Unangenehmes oder sogar Schmerzhaftes zu vermeiden. Solange du deine Erfahrungen nicht auch gefühlt, also erfahren hast, werden sie sich immer wieder auf andere Weise zeigen. Oder hattest du noch nie den Eindruck, schon wieder vor einem Problem zu stehen, das du eigentlich schon längst „verarbeitet" zu haben glaubtest? Vielleicht taucht es plötzlich im Job, anstatt wie sonst üblich in der Beziehung auf. Oder es zeigt sich im Straßenverkehr, anstatt in der noch direkteren Auseinandersetzung mit deinen Vorgesetzten. Wie auch immer, der Hinweis bleibt derselbe: Schau hin und werde dir deiner Haltung (des Gefühls) dazu bewusst.

Das Einleuchtendste und gleichzeitig Erschreckendste dabei ist, dass du für alles, was du tust oder nicht tust, sagst oder nicht sagst, denkst und fühlst, die volle Verantwortung trägst. Denn keine andere Person im Außen ist für dein Befinden verantwortlich. Alle Personen stellen sich einzig als Auslöser oder Erfüllungsgehilfen zur Verfügung. Dementsprechend müsstest du dich bei jedem, der dich gerade beleidigt oder verletzt hat, bedanken, denn er oder sie hat ja nur den „vereinbarten Job" abgeliefert. Interessanterweise bringen es viele sogar fertig, auch positives Feedback mit Herabwürdigung eines Komplimentes zur eigenen Person abzuschmettern. Kennst du so jemanden?

Schlussendlich fliegt auch die Lüge der Zeit auf. Der gestrige Tag, die vergangene Stunde, der Moment, der gerade noch Gegenwart war – Vergangenheit. Sie kann nicht mehr beeinflusst oder gar verändert werden. Dasselbe gilt genauso für die Zukunft, nur dass hier noch der Faktor Hoffnung hinzukommt. Diese Hoffnungen oder Befürchtungen kreieren in deinem Kopf Erwartungen, die in Zukunftsbilder gerahmt werden. Solche Prozesse finden in der Gegenwart statt und entstehen aus der Haltung und Bewertung heraus, die du gegenüber deiner Vergangenheit hast. Man könnte also sagen, dass du wertvolle Zeit der Gegenwart (des viel gerühmten Jetzt) verschwendest, um über etwas zu entscheiden, das noch gar nicht da ist. Doch wirklich leben und erfahren kannst du nur im Jetzt, alles andere ist Illusion, weil es nur in deinem Kopf stattfindet. Wie wäre es deshalb einmal damit, den Tag und speziell seine Momente einfach so zu leben, wie sie sich zeigen, ohne sie zu bewerten und Widerstand zu leisten? Einfach im vollen Bewusstsein und in der Annahme des individuellen Drehbuchs, mit all seinen Unwägbarkeiten und Schönheiten.

Du musst das Ganze weder verstehen noch die Sichtweise mit mir teilen. Horch einfach in dich hinein, was sich gerade zeigt, und frag anstatt nur „warum?" einfach mal „warum nicht?".

Die Lösung ist immer vor dem Problem da

Kennst du diese Behauptung, „die Lösung ist immer vor dem Problem da"? Selbst wenn ein Problem auch nur ein Hinweisschild ist, zeigt es lediglich, wo du gerade im Leben oder in der Situation stehst. Es will dich nicht etwa schikanieren, sondern einfach auf einen Punkt in deinem Drehbuch hinweisen. Damit erhält das Wort „Herausforderung" für viele eine neue Bedeutung. Zu einem echten Problem wird etwas erst, wenn du mit der Situation, in der du dich gerade befindest, nicht einverstanden bist und in den Widerstand mit diesem Umstand gehst, also dagegen ankämpfst und „NEIN" dazu sagst.

In solchen Fällen kreierst du dann wieder einmal eine tolle Problemgeschichte, die du in deinem Kopf zu einem filmreifen, emotionalen Spektakel entwickelst, das darauf drängt, in den Alltag projiziert zu werden. Auch wenn diese kolossalen „Eigenproduktionen" sehr hochstehend anmuten, klopft Hollywood doch eher selten an. Aber lass dir nichts einreden, nichts ist unmöglich. Sei mal ehrlich: Wenn im Kino dein echtes, unfrisiertes, alltägliches Leben vorne auf der Leinwand gezeigt würde, wie verdreht und selbstzerstörerisch würdest du dich in der Hauptrolle finden? Sehr wahrscheinlich könntest du aus der Sicht des Kinobesuchers – als im Sessel sitzender Beobachter des eigenen Lebens – deine Sehnsucht nach deiner wahren Essenz, deinem fehlenden Teil, eher wahrnehmen und würdigen. Im funktionalen Alltag scheint dieses innere Ziehen doch meist eher lästig.

Der Selbstwert

Du hast nun das Prinzip des Drehbuches im Ansatz kennengelernt und hast gelesen, dass du eine äußere Persönlichkeit und einen inneren feinstofflichen Kern hast. Beides macht dich als Mensch in diesem Leben aus.

Die Persönlichkeit mit dem Ego-Verstand brauchst du, um alle deine angelegten Möglichkeiten in der Welt umzusetzen und ganz nach deinem Drehbuch in die Sichtbarkeit zu bringen. Der Verstand hat aber auch den Job, deinen funktionalen, alltäglichen Lebensbereich zu managen. Er ermahnt dich, nicht bei Rot über die Ampel zu gehen, erinnert dich daran, den leeren Kühlschrank aufzufüllen, unterstützt dich beim Planen von Freizeit und Urlaub und regelt auf sehr nützliche Art und Weise deinen Arbeitsalltag – ein tolles Instrument also, das einem das Funktionieren im heutigen Alltag enorm erleichtert.

Viele setzen allerdings auch im Bereich der Gefühle auf ihren Kopf und wollen den mentalen und emotionalen Bereich ebenfalls mithilfe dieser Kontrollinstanz beeinflussen. Genau da tauchen früher oder später Konflikte auf, denn die denkende Logik kann mit Gefühlen und Intuitionen schlichtweg nichts anfangen. Sie ist auf Lösungen, Ergebnisse und Ziele programmiert. Dennoch versucht der Mensch natürlich, seinen Arbeitsplatz und die bisherige Hierarchie-Poleposition in seinem Leben zu sichern und gibt sein Bestes. Der Verstand beliefert dich fleißig mit Analysen von Gefühlsregungen und Emotionen und sucht laufend nach Lösungen im Außen, für Zeichen, die von innen kommen. Ob das wohl lange gut geht? Ich muss mich hier nicht auf meine Erfahrungen aus meiner Praxisarbeit berufen;

sicher kennst du genügend eigene Beispiele, die dies verneinen müssen. Wusste doch schon Einstein, dass sich Probleme nicht auf der Ebene lösen lassen, auf welcher sie entstanden sind. Hier begegnen wir der Doppeldeutigkeit des Wortes „Lösung", in diesem Falle von der Lösung der Vorstellung, dass Veränderungsprozesse von außen nach innen gehen.

Der Ego-Verstand versucht dir also deinen Wert über das Außen aufzudrücken, womit du dich mit gesellschaftlichen und anerzogenen Normen konfrontiert siehst. Du hast allerdings durch das Drehbuch erfahren, dass du mehr bist als nur dieser Teil von dir. Dein feines, intuitives, gefühlvolles Wesen ist um Welten intelligenter, weil es bedeutend mehr Möglichkeiten aufbieten kann. Leider sind die Fähigkeiten dieser Ebene in unserer materialistischen und leistungsorientierten Welt eher verkümmert.

Sicher hast du auch schon erlebt, dass reine Verstandesentscheidungen meist nicht wirklich befriedigend sind. Entscheidungsprozesse sind oft Lebenskonstellationen, in welchen du dir wahrscheinlich ein lauteres oder klareres Auftreten deiner Intuition oder inneren Stimme wünschst.

Natürlich gibt es immer mehr Menschen, die ihre „Ganzheitlichkeit" in ihr Leben integrieren wollen. Den Verstand dort einsetzen, wo er passend ist, und bei Lebensentscheidungen das Bauchgefühl mitreden lassen. Das Schwierigste an diesem Prozess ist bestimmt, die gewonnenen Erkenntnisse anschließend auch der Umwelt unverkennbar mitzuteilen. Doch die Menschen würden sich damit ihren individuellen Wert geben und müssten nicht mehr aus lauter Angst im Mangeldenken verharren. Sie könnten den uniformen Gesellschaftsnormen sogar gelassener die Stirn bieten, wenn sie das wollten.

- Wie bereit bist du, dir deinen Wert zu geben?
- Möchtest du zu deinem ganzen Sein JA sagen können, ohne Wenn und Aber?
- Gehörst du auch zu den Menschen, die erkannt haben, dass die Essenz nicht den Profit will, sondern möchte, dass alle Besonderheiten gelebt werden, mit allem, was dazugehört?
- Ist für dich klar, dass prägende Muster und Konditionierungen einfach nur ehrlich angeschaut werden wollen?
- Bist du bereits am Aussortieren von Glaubenssätzen und Verhaltensmustern, die nicht zu dir gehören, weil du sie vielleicht unbewusst und freiwillig von deinen Eltern übernommen hast?

Bleibst du in der Angst und bewertest etwas in deinem Leben als schlecht oder falsch, dann verweigerst du dir die Annahme deines Drehbuchs und hältst damit deinen Lebensfilm an. Du verweigerst dich dem Leben. Wer traut sich denn wirklich, ohne Angst nach seiner inneren Stimme zu leben? Es sind diejenigen, die ihre Einzigartigkeit annehmen können, sich nicht bewerten oder verurteilen müssen und auch ihre Mitmenschen so sein lassen können, wie sie sind. Es sind Menschen, die nichts mehr verbessern wollen, denn verbessern kannst du nur im Außen, was nichts mit der inneren Einstellung zu einer Situation zu tun hat. Echte Veränderung geht immer von innen nach außen. Es sind Menschen, die bewusst ihr Leben lieben, egal, was kommt und was ist.

Sicher, diese Haltung bedingt ein gewisses Maß an Vertrauen in dich selbst, doch vor allem in deinen Lebensprozess. Dabei muss der Leidensdruck der momentanen Lebensphase groß genug sein, damit dein Verstand für einen Moment klein beigibt und dich neue Schritte ohne sein „Dazwischengequatsche" machen lässt.

Erfahrungsgemäß wird die Entdeckung der eigenen Sehnsucht nach sich selbst als befreiend und dankbar empfunden, sodass das vermeintliche Leiden als notwendige Spannung anerkannt wird. Dies auch, weil nun Bewegung und Schwung in eine vielleicht erstarrte Geschichte kommt.

Wichtig ist außerdem, dass das WIE bedeutender ist als das WAS. Dies gilt für deine Arbeit genauso wie für die Partnerschaft. Nicht was du tust oder nicht tust, sondern wie du es tust, ist langfristig wirklich relevant.

Kinder sind nicht erziehbar

Bei Eltern-Kind-Beratungen, worin Kinder oft eine besondere Herausforderung für die Eltern darstellen, fallen Eltern oft aus allen Wolken, wenn sie hören, dass es wichtiger ist, wie sie als Mutter oder Vater sind, anstelle von dem, was sie tun oder haben. Die Eltern sind die ersten Vorbilder.

Kleine Kinder haben noch keine Vergangenheit und leben deshalb noch nicht aus ihrem Verstand heraus. Sie nehmen ihre Umwelt und vor allem die Eltern einzig visuell und kognitiv wahr. Sie schauen zu und schauen ab, sind intuitiv, spontan, mutig und ausdauernd daran, „alles" auszuprobieren. Sie sind noch nicht von der Angst behaftet, etwas Falsches zu tun oder für eine Handlung gar bestraft zu werden. Das wird ihnen erst anerzogen.

Beim ganzen Erziehungsprozess stützen sich die Eltern unbewusst auf ihre eigene Kindheit. Auch wenn sie dies überhaupt nicht wollen. Oder hast du noch nie gedacht oder gesagt: „Wie meine Mutter, oder mein Vater, will ich auf keinen Fall werden oder sein!"? Eine derartige Haltung ist völlig normal, wenn Eltern ihre Kinder nicht dieselben „schlechten" Erfahrungen machen lassen wollen. Allerdings ist dies nicht die beste Reaktion, denn wie wir anhand des Drehbuchs gesehen haben, brauchen alle, insbesondere Kinder, auch die vermeintlich „negativen" Erfahrungen. Sie müssen genauso an ihre Grenzen kommen. Darüber hinaus hat sich das Wesen (die Essenz) die passenden Eltern ausgesucht, damit das Drehbuch von Anfang an auf Erfüllungskurs gehen kann. Durch die Einzigartigkeit von jedem Einzelnen ist zudem keiner ein Abklatsch seines Vaters oder der Mutter.

Wenn du in deinem individuellen Drehbuch Liebe erfahren willst, suchst du dir Eltern aus, die lieblos sind, damit du genau das Gegenteil von dem erfahren kannst, was du nicht bist, um später erkennen zu können, was du wirklich bist. Die meisten von uns müssen über Schmerz, Leid, Einengung und das Gefühl von Handlungsunfähigkeit in das Bewusstsein von absoluter Ohnmacht kommen. Das Gefängnis muss erst wahrgenommen werden, bevor man überhaupt daraus ausbrechen kann. Wären die Eltern nun liebevoll, könnte das Kind die Erfahrung der Lieblosigkeit nicht machen und käme damit nicht in den eigenen Leidens- und Lebensprozess.

Gut möglich, dass dir meine Sichtweisen provokativ und erschreckend vorkommen, doch vergiss dabei bitte nicht, dass du zu einer Generation von Männern und Frauen gehörst, die wiederum Mütter und Väter von Söhnen und Töchtern großziehen.

Die Kinder von heute haben, genauso wie du früher, überwiegend die Eltern als Vorbild und dieser Umstand ließe sich problemlos bis in die Steinzeit zurückverfolgen. Da vor allem kleine Kinder ihre Emotionen und Gefühle nicht kontrollieren können und verstandesmäßig Konsequenzen nicht abschätzen können, ist alles, was ein Kind wahrnimmt, vollkommen in Ordnung, denn es liebt die Eltern bedingungslos und möchte wiedergeliebt werden. Deshalb tut es unbewusst alles, damit das so kommt und so bleibt.

Kinder verdrängen Ihre Bedürfnisse mehrheitlich und passen sich an. So erwerben sie für sich jedoch kein echtes Frauenbild (Vorbild Mutter) oder Männerbild (Vorbild Vater). Wenn die Eltern nun auch im sexuellen Miteinander eine eher verklemmte Haltung wahren, kann ein Kind kein Gefühl für seinen eigenen Körper entwickeln; es lebt damit bereits die Selbstverleugnung seines weiblichen und männlichen Wesens. Wonach dem Aufschrei der Frauenwelt nach „richtigen" Männern Einhalt geboten werden kann, indem man sie erkennen lässt, dass der Keim bereits im Ansatz erstickt wird. Denn ein Mann kann nur zu einem „richtigen" Mann werden, wenn die Frau ihn lässt und dementsprechend ihre eigene Weiblichkeit annimmt.

Damit könnten sich Eltern eigentlich authentisch leben und müssten sich nicht als geschönte Vorbilder geben. Leider bestätigt mir meine tägliche Praxisarbeit immer wieder das Gegenteil und das Ergebnis ist, dass sich Kinder von Eltern, die sich verbiegen, später selbst ebenfalls verleugnen.

Die unsichtbare Evolution

In der Wissenschaft nennt man die Zellinformationen der Menschheit „Miasmen". Dabei ist der Bedeutungsumfang dieses Begriffs nicht rein auf den biologisch-medizinischen Effekt (Homöopathie) beschränkt, sondern kann auch im übertragenen Sinne auf die geistig-emotionale Ebene angewandt werden. Das dementsprechende miasmatische Gedächtnis entwickelt sich in der Schwangerschaft und ist in jeder lebenden Zelle aller lebenden Wesen vorhanden. Auch wenn diese Vorstellung unseren begrenzten Verstand übersteigen mag, ist sie doch wissenschaftlich nachweisbar.

Bereits in der Schwangerschaft, werden in den menschlichen Zellen Informationen angereichert. Neben dem Inhalt der Gene und der Abfolge der DNA-Bausteine trägt das kollektive sowie das individuelle Erbgut eine übergeordnete Rolle. Wie erheblich die Prägungen der kollektiven Menschheitsgeschichte im Erbgut verankert sind, konnte durch die Epigenetik* in den

---

* Die Epigenetik ist ein aufstrebender Forschungszweig der Biologie. Der Begriff steht für die Entwicklung eines Lebewesens. Epigenetik gilt als das Bindeglied zwischen Umwelteinflüssen und Genen: Sie bestimmt mit, unter welchen Umständen welches Gen aktiviert wird und wann es wieder still wird. Experten sprechen hier von einer Regulation der Gene. Gene steuern nicht nur, sondern sie werden auch gesteuert. Sie sind wandelbar.

Zellinformationen nachgewiesen werden. Durch diese kollektiven Färbungen entsteht kollektives Bewusstsein. Es sind also nicht nur individuelle oder familiäre Ereignisse, die sich in den Nervenzellen jedes Einzelnen speichern.

Die allgemeine Funktion des Menschen wird von Energiemustern beherrscht, die wir heute „Attraktoren“ nennen. Die Bewusstseinsinhalte und Anteile der Menschen werden damit durch globale Attraktoren bestimmt, die man auch als die „Wirkungskräfte des Zeitgeistes“ bezeichnen kann. Diese Attraktorenfelder beherrschen und bestimmen die menschliche Existenz.

Alle Gedanken, die den Gefühlen folgen, präsentieren sich durch Wiederholungen als „Einstellung“. Das Ergebnis daraus ist eine Wahrnehmung der Welt, wie sie im Inneren angelegt ist. Damit werden ganz bestimmte Emotionen ausgelöst, welche wiederum bestimmte Erfahrungen erleben lassen, was zu einer angelegten emotionalen Intelligenz führt. Das Ganze wirkt interaktiv, durch einen neurochemischen Vorgang, auf den Körper-Geist-Apparat ein und prägt weiter die individuellen, epigenetischen Mechanismen – das persönliche Ich-Bewusstsein.

Die emotionale Intelligenz wirkt also nicht nur im Gehirn, sondern in allen Körperzellen. Die Verbindung zwischen geistig-seelischen Vorgängen und bestimmten Prozessen im Körper und Gehirn werden immer offensichtlicher. Der Körper ist demnach keine Maschine.

Gene sind wandelbar, sie sind kein Schicksal. Diese bahnbrechende Erkenntnis der Epigenetik räumt mit alten Thesen auf. Der Glaube an genetischen Determinismus (Vorherbestimmung der Gene) trifft einen Nerv, weil er den Menschen von der Selbstverantwortung über den Zustand seines Bewusstseins befreit.

Gene lernen jedoch aus Erfahrung, wodurch Neueinstellungen des individuellen menschlichen Bewusstseins möglich sind. Mit dieser Erkenntnis arbeitet die neue „Psycho-Neuro-Immunologie“. Hier werden die bestehenden Energiebahnen beeinflusst, was in erster Linie durch das Bewusstwerden von alten „Programmierungen“ geschieht. Durch das Herstellen veränderter Gefühle wird auf das bestehende Nervengeflecht eingewirkt und die daraus resultierenden neuen Gefühle erzeugen neue Gedanken. Diesen Prozess nenne ich „Neuro-Imaging“. (Quelle: Klaus Konstantin, Literatur auf Seite 153).

Im Spannungsfeld der Gegensätze

Grundsätzlich ist es so, dass alle Menschen in ihrem Leben nach dem persönlichen Gegenstück suchen. Auf der Ebene der Partnerschaft und Sexualität gehen wir ja nun der Frage auf den Grund, wie sich die männliche und weibliche Essenz begegnet und erlebt.

Organisch kann man die sexuelle Energie dem Beckenzentrum zuordnen. Über dieses Zentrum fließen männliche und weibliche Kräfte zusammen. Dort erleben wir dann auch die Stärke der Spannungsfelder, die im Gegensatz stehen.

Sowohl in westlichen als auch in östlichen Darstellungen ist die Sehnsucht des Femininen nach dem Maskulinen (und umgekehrt) so alt wie die Geschichte der Menschheit. Es geht dabei immer um Begegnung und Verbindung, aber vor allem um den Wunsch, den Zustand der Dualität zu überwinden, um ganz und vollständig zu werden.

In diesem Bewusstseinsraum, dem Beckenzentrum, finden alle sexuellen „Probleme" ihren Ursprung. Es fällt vielen schwer, ihre Sexualität als Bestandteil ihres Weges der Selbsterkennung anzunehmen, der auch zur sexuellen Selbstbestimmung dient. Die Auswirkungen davon zeigen sich auf der Gefühlsebene. In UMAs LIFE-Praxis kann man das gut nachlesen und erkennen.

Ein entspannter, sinnlicher Körper schafft die notwendige Voraussetzung, sich dem Leben zu öffnen und sich vollkommen hinzugeben. Ist die Konzentration und Aufmerksamkeit nur auf das Ausleben der eigenen Triebe gerichtet, entsteht das zunächst unbewusste Muster von Macht und Ohnmacht, das sich später im klaren Bewusstsein als Täter und Opfer offenbaren kann.

Der Energiezustand hängt davon ab, wie wohl wir uns in unserem physischen Körper fühlen und mit wie viel Zustimmung wir ihn anschauen können, wie viel Vertrauen wir in unserem Dasein finden, um uns auf das Spannungsfeld der Polaritäten einzulassen. Dieses Anschauen umfasst aber auch die Programmierungen und Prägungen unserer Kindheit. Sie wurden beeinflusst von unseren Erziehern und durch das emotionale Erbe der Eltern. Deswegen verspüren viele Unsicherheit und Scham im Umgang mit dem eigenen Körper.

- Wie sehr erfährst du die erlebte Ablehnung und Abwertung des eigenen Körpers heute noch?
- Wie sehr identifizierst du dich mit der eigenen Identität als Mann oder als Frau?
- Wie weit hast du deine Geschlechtlichkeit durch die Sexualität als wesentlichen und energetischen Teil in dein Leben integriert?
- Wie weit kannst du dich entspannen und hingeben?
- Wie weit kannst du das Eindringen und Fließen deiner geschlechtlichen Energien und Triebe zulassen?
- Empfindest du Sexualität als belebend und lustvoll, erfüllend und nährend?
- Wo weichst du der Hingabe an dich selbst und der Begegnung in der Geschlechtlichkeit aus?
- Verschließt du dich dem anderen bzw. dem bevorzugten Geschlecht?

Diese Programmierungen und Muster werden häufig als Miasmen kollektiver Prägungen aus den männlichen und weiblichen Zellinformationen in das Leben mitgebracht, um sie zu wiederholen. Hier geht es um die Erkenntnis, dass die Basis jeder spirituellen Erfahrung das Annehmen und Zulassen der Lust an und auf sich selbst sowie auf das eigene Leben (so wie es gerade ist) notwendig macht.

Alle Ebenen der Sexualität und der Partnerschaft müssen die unbedingte Voraussetzung der gegenseitigen, selbstbestimmten Intimität sowie die Achtung für das eigene Sosein und das Sein der anderen anerkennen. Zur selbstbestimmten Intimität und Selbstachtung zählt auch die eigene Integrität für alles, was zu mir gehört, ohne Wenn und Aber.

- Was ist Bestandteil meiner Weiblichkeit/Männlichkeit?
- Was in mir will sich ausdrücken und wovor habe ich Angst?
- Wo bewerte ich mich als gut und schlecht?
- Bin ich als Mann oder Frau vollkommen in Ordnung, so wie ich bin?
- Darf ich so leben, wie ich bin?

Um die Natürlichkeit und Reinheit unseres Lebens und unserer Liebesenergie wiederzufinden, müssen wir zur freien Unschuld und Unbefangenheit zurückkehren, mit der ein Kind seinen eigenen Körper anschaut und entdeckt. Diese Unbefangenheit ist den meisten verloren gegangen. Die Wahrnehmungen sind konditioniert durch die Filter der programmierten Normen und faulen Moralgesetze (Urteil über schlecht, gut, erlaubt und verboten). Statt voller Freude und Liebe miteinander zu reflektieren und zu spielen und unseren inneren Impulsen zu folgen, spulen wir irgendwelche Programme ab und nehmen nicht mehr wahr, was mit unseren Gefühlen wirklich geschieht.

- Liebesspiel oder Liebesmüh?
- Hingabe oder Hinnahme?

Die Abspaltung von der Liebe ist damit die lebenslange Abspaltung von sich selbst. Eigene Bedürfnisse werden verweigert oder es wird ihnen nicht mehr vertraut. Dieses Grundmisstrauen macht eine gesunde Beziehung unmöglich und führt zu gewaltigen Störungen in Körperkontakten. Alle Programme, vom Bezahlen für Sex und „Liebe“ bis zur häufigen Selbstbefriedigung, finden hier ihren Ursprung.

Doch auch unbewusste, oft nicht ausgesprochene Versprechen, etwas geheim zu halten oder niemals darüber ein Wort oder einen Gedanken zu verlieren (Vergewaltigungen, Missbrauch usw.), wirken wie dunkle Energien und erhalten irgendwann die Kraft eines Eides, welcher sich später über die Persönlichkeitsstruktur in irgendeiner Form Ausdruck verschafft. So kommen unbewusste Entscheidungen wie die folgenden nicht von ungefähr:

- Ich mache meinen Körper hässlich und unerotisch, dann passiert mir so etwas nie wieder.
- Ich darf die schmerzhafte Erinnerung nicht zulassen, sonst werde ich verrückt. Ich muss mich kontrollieren.
- Ich kann meinen Gefühlen auf gar keinen Fall mehr vertrauen. Meine Offenheit und Liebe haben mir bisher nur Schmerz zugefügt.
- Ich muss mich sexuell ausliefern, damit ich geliebt werde.
- Ich will meinen Körper verlassen.
- Ich bin für die sexuellen Bedürfnisse meines Partners verantwortlich.
- Ich verleugne mich, auch wenn dies bedeutet, damit meine eigene gesunde Kraft und Macht zu missbrauchen.

In den ältesten Religionen begegnen wir dem Glauben sowie der Vorstellung und der Programmierung, dass der physische Körper nicht rein genug, sondern etwas Böses, Unsauberes, Tierisches, Unanständiges ist und damit einer geistigen Entwicklung im Wege steht. Diese Altlasten lassen eine erfüllte Sexualität und beglückende Partnerschaft oft schwierig oder fast unmöglich werden.

Wir belächeln zwar heute solche Ansichten in ihren Extremen, doch die kollektive Energie aus dieser Zeit ist auch in uns. Sie kommt dann zum Vorschein, wenn uns „neue“ Liebesbeziehungsmodelle oder aus der Norm tretende sexuelle Praktiken und Fetische als erste unbewusste Reaktion ein Nasenrümpfen oder ein dickes, fettes „nein, das ist nichts für mich, ich will es nicht einmal anschauen“ entlocken.

Wir sollten aber nicht vergessen, dass die Sexualität auch die Eigenliebe befreit und damit das Herz und das neutrale Bewusstsein in den Mittelpunkt der Konzentration rückt. Neutral im Sinne von: „Alles ist so, wie es ist, vollkommen in Ordnung.“ Die Qualität von geteilter Liebe und Verbundenheit mit allem, was ist, kompensiert der Mensch zunächst durch den Partner. Dieser ergänzt den eigenen fehlenden Part.

Im Alltag begegnest du dem Partner meist auf der äußeren Ebene. Du lernst jemanden kennen und versuchst dabei, eine möglichst gute Figur abzugeben. Du fährst zum Schutz für dich und das Gegenüber die Masken und Schutzmauern hoch und versuchst dabei, ein möglichst schönes Bild zu zeigen und einen nachhaltig positiven Eindruck zu hinterlassen. In erwartungsvoller Laune und herausgeputzt eilst du also zum ersten Treffen.

Du verbirgst mit einem solchen, als normal geltenden Verhalten dein wahres Gesicht und dein einzigartiges Wesen. Wahrscheinlich in der Befürchtung, dass deine Wahrheit im Partnermarkt nicht gefragt sein kann. Oder dich treibt eine noch unmittelbarere Angst davor, dass die Gegenseite schreiend davon laufen könnte. Es scheint offensichtlich sehr wichtig zu sein, dass die Masken auf Hochglanz poliert sind, glaubst du doch, ansonsten sehr viel zu verlieren zu haben. Natürlich lockst du einen potenziellen Partner nicht nur mit dem Äußeren, auch die inneren Werte wollen plakativ präsentiert sein. Dein angestrengtes Bestreben, nur dein Bestes zu zeigen, bringt allerdings nur deine Verpackung zum Vorschein. Du gibst also in deinem „Partner-Bewerbungsgespräch“ etwas vor, das du nicht bist, und erhältst im Gegenzug dafür etwas, was du nicht brauchst.

Hinweise zur UMA LIFE-Praxis

Um die Gesetzmäßigkeiten, Zellinformationen und Konditionierungen anschaulicher aufzuzeigen, habe ich verschiedene, authentische, Lebensbeispiele eingearbeitet. Diese sind zum Teil von meinen Klienten selbst geschrieben worden (und wurden von mir wortwörtlich übernommen), zum Teil habe ich sie nacherzählt. Meine Kommentare dazu sind in der Regel fragmentarisch – so wie ich sie auch life in der Praxis anfüge.

Die Menschen, die mir ihre Geschichten bewusst zur Verfügung gestellt haben, wollen dazu beitragen, aufzudecken, was unbewusst arbeitet, und den Ängsten davor die Macht nehmen. Durch ihre eigenen Erfahrungen – zum Teil in der Arbeit im Remember-Prozess® oder bei Einzelsitzungen – haben sie erkannt, dass es sich lohnt, Selbsterkenntnisprozesse durchzustehen und zu er-fühlen. Die zitierten Fallbeispiele beruhen auf authentischen Erfahrungen konkreter Personen. Zum Schutz der Persönlichkeit sind die Identifikationsmerkmale (wie z. B. das Alter oder Namen) verändert. Die Klienten sind mit der Veröffentlichung einverstanden.

In der Vielfalt dieser authentischen Beispiele kannst du, wenn du möchtest, dir deine eigenen unbewussten Muster anschauen – und vielleicht gibt es ja diesen Aha-Reflex: „Das kenne ich doch irgendwoher?"

UMA LIFE-Praxis

Weiblich, 48

Kennengelernt habe ich David auf einer Party. Damals war mein Sohn aus meiner ersten Kurz-Ehe fünf Jahre alt und ich war seit viereinhalb Jahren alleinerziehend. Den Vater meines Sohnes hatte ich mit 24 Jahren geheiratet, nachdem ich nach einem dreiviertel Jahr Beziehung trotz Pille schwanger geworden war. Noch vor der Geburt merkte ich, dass ihn die Situation, verheiratet zu sein, total überforderte; am meisten aber war er mit mir überfordert, später dann auch mit dem Baby. Ich fühlte mich von ihm alleingelassen und sein ständiges Gejammere über sein „verpfuschtes Leben" konnte ich irgendwann nicht mehr ertragen. Ich wollte mich neben meinem Säugling nicht auch noch um meinen unreifen Ehemann kümmern und reichte nach einem halben Jahr die Scheidung ein.

UMA:
Auch Adam hat gejammert und Lilith ging. Wie sich die Geschichte wiederholt! Er macht sie für sein Leben verantwortlich. Adam machte Eva auch verantwortlich dafür, dass sie aus dem Paradies vertrieben wurden. (Siehe auch Seite 69).

Anfangs hatte ich mich überhaupt nicht für David interessiert, er war auch so gar nicht mein „Beuteschema". Nach einem kurzen, oberflächlichen Geplänkel setzten wir uns in eine ruhigere Ecke und redeten: über seinen Sohn, mit dessen Mutter es massive Probleme gab, meinen Sohn und vieles mehr. Er hatte bis dahin ein sehr bewegtes Leben mit vielen Stationen im Ausland und seine Arbeit als Eventmanager machte ihn für mich nur noch interessanter.

UMA:
Ein stark leistungsorientierter Mann, genau wie ihr Vater. Das, was sie an ihrem Vater verurteilt, sucht sie unbewusst in der Partnerschaft.

Er war anders, ein bisschen freakig, aber doch mit einem Hang zu Bodenständigem, genau was ich glaubte zu suchen. Er hatte ja auch selber einen Sohn, da sollte meiner ja kein Problem für ihn sein ...

UMA:
Sie glaubte das, was sie gesucht hat, gefunden zu haben ... Also geteiltes Leid ist halbes Leid. Sie möchte die eigenen Bedürfnisse möglichst vom anderen erfüllt bekommen, nachdem es beim ersten Mal nicht funktioniert hat. Ihre Bedürfnisse und Anforderungen an den Mann sind gewachsen, da man sich unbewusst ja vornimmt: So etwas passiert mir nicht noch einmal.

Wir telefonierten viel und trafen uns vier Wochen nach unserer ersten Begegnung in seiner Stadt wieder. Ich war beeindruckt von ihm als Vater. Nach zwei Monaten zog er in die 300 km entfernte Kleinstadt, in der ich damals lebte.

UMA:
Da ich ein wenig besser informiert bin als die Leser, kann ich hier einfügen, dass sie einen Vaterkomplex hat. Sie hatte immer das Gefühl, dass ihr Vater sie nicht mag und nicht anerkannte. Sie war ein „passiertes" Kind. Durch ihr Erscheinen war ihr Vater gezwungen, Verantwortung zu übernehmen, auch durch heftigen Leistungsdruck seines Vaters. Dies äußerte sich in Unsicherheit im Umgang mit ihr und sein Studium sollte auch noch beendet werden, also gab man die Kleine zu den Großeltern, Eltern der Mutter, wo sie es überaus liebevoll und schön hatte. Ihr Opa vergötterte sie. Also ist doch ganz offensichtlich, dass

sie sich einen Vater als Partner suchte. Das Bild, das David ihr zeigte, war der liebevolle Vater zu seinem Kind. Sie glaubte jetzt unbewusst, ihre Kinderrolle nachholen zu können und somit die Verantwortung an David (Papa) abgeben zu können.
Sie wollte endlich einmal versorgt und behütet werden, das, was sie angeblich in ihrer Kindheit von ihrem Vater nicht bekommen hat, das alles soll jetzt David nachholen.
Könnt ihr euch nur annähernd vorstellen, was da für ein Druck und eine Erwartungshaltung auf ihn einwirkt? Sie muss es nicht einmal aussprechen, das läuft nonverbal.

So entschieden wir nach acht Monaten zu heiraten. Als ich dann nach zwei Monaten Ehe doch recht schnell schwanger wurde, war er gar nicht begeistert. Er hielt mir immer wieder vor, das Kind jetzt noch nicht zu wollen, ich hätte ihn hintergangen und heimlich nicht mehr verhütet. Langsam dämmerte mir, dass mein Ritter gar nicht so toll war, wie ich dachte.

UMA:
Hier wiederholt sich die Geschichte. Sie wurde wieder nicht gewollt schwanger und in diesem Moment wendet sich der Partner von ihr ab. Sie wollte ihn unbewusst besitzen und er wollte die Verantwortung nicht tragen. Wie beim ersten Mal. Also: Hat es jetzt mit den Männern zu tun oder mit ihrer Einstellung zur Partnerschaft?

Ich war während der Schwangerschaft viel mit meinem Sohn allein. Als dann unsere gemeinsame Tochter geboren wurde, war er für ein paar Wochen ein liebevoller Vater, schon bald flüchtete er aber wieder in seinen Job. Wieder war ich alleinerziehend – dieses Mal mit zwei Kindern. Ich fixierte mich total auf meine Kinder, ging voll in meiner Mutterrolle auf und war fast schon froh, dass er so gut wie nie zu Hause war. Wenn er dann bei uns war, konnten wir ihm nichts recht machen. Die Stimmung, wenn er zu Hause war, war zum Zerreißen angespannt und meine Kinder und ich haben nur aufgepasst, nichts falsch zu sagen oder zu machen. Im Nachhinein war das Schlimmste in dieser Zeit die andauernden Demütigungen, nicht gut genug zu sein und alles falsch zu machen.

UMA:
Es war aber auch ihre mächtigste Zeit in der Partnerschaft.
Sie identifizierte sich unbewusst nur noch mit der Rolle der Eva, also manipulativ mit dem Alibi: Ich tue es für die Kinder und auch, um meine Komfortzone zu behalten.
Sie war das perfekte Opfer für sich und gleichzeitig auch Täterin. Da er unbewusst ihre Macht fühlte, musste er, ja, er musste sie immer wieder in die Ohnmacht schicken, und sie brauchte es für sich, denn sie war nicht bereit, ihre Ohnmacht anzunehmen. Sie hatte einen großen Widerstand gegen die Situation, aber die war und ist nicht das Problem; die Ursache liegt in der Selbstverleugnung von beiden. Wenn ein Blinder sagt: „Komm, du kannst mir vertrauen, ich führe dich", dann fallen beide in die Grube.

Nach außen waren wir aber die perfekte Familie!

UMA:
Sie taten alles, um das Glanzbild aufrechtzuerhalten.
Seid auch ihr bereit, diesen Preis zu zahlen?

In Wirklichkeit zog sich mein Sohn aber immer mehr zurück und musste verbale Demütigungen von seinem Stiefvater ertragen, die weit unter der Gürtellinie waren.

UMA:
Als David realisierte, dass er sich seiner Frau nicht bemächtigen konnte und alle Versuche im Sande verliefen, versuchte er es über das schwächste Glied in der Familie, seinen Stiefsohn. Der

stand als Fremdling immer dazwischen. Schon seine Anwesenheit erzeugte in ihm Angst und Konkurrenzdenken. Um seine Frau zu verletzen und zu demütigen, tat er das stellvertretend mit ihrem Sohn.

Ich spielte weiter heile Welt, verkümmerte innerlich aber immer mehr. Nur unsere Tochter war sein Augapfel und zum damaligen Zeitpunkt von der ganzen Situation aber noch relativ unbelastet. Sie hatte zwar mehr Bauchschmerzen als andere Kinder, was ich damals aber nie mit unserer familiären Situation in Verbindung brachte.

UMA:
Jetzt reagiert das andere Kind mit körperlichen Symptomen. Das war vorhersehbar, denn Kinder tendieren mit ihrer Liebe immer zum schwächeren Elternteil.
„Ich helfe dir Papa, denn Mama ist zu stark für dich." Indem sie immer Bauchschmerzen hatte, schickte sie ihre Mutter in die Ohnmacht, denn die musste ihr ja helfen, um die Mutterrolle zu nähren. So versuchte sie unbewusst, das Macht- und Ohnmachtgefüge zwischen ihren Eltern auszugleichen. Wenn Kinder verhaltensauffällig werden, sind das nicht die Kinder, sondern sie decken etwas auf, was in der Familie nicht stimmt. Diese Geschichte lässt das gut erkennen.

Nach drei Jahren, als unsere Tochter in den Kindergarten kam, suchte ich mir einen Mini-Job. Seine ständigen Vorwürfe des Faulseins und Nichtstuns konnte ich nicht mehr ertragen. Unser Leben war für mich, so wie es war, in Ordnung, ich hatte mich arrangiert, angepasst und sah nicht wirklich Probleme.

UMA:
Oh mein Gott, wie suhlt sie sich in ihrer Opferhaltung! Sie identifiziert sich nur noch mit dieser Rolle, die Rolle der

eigenständigen, selbstbewussten Frau ist irgendwo verloren gegangen. Ihr fehlt das männliche Prinzip, das Aktive, das, was sie an ihrem Vater verurteilt hat. Was ich an meinen Eltern bewerte und verleugne, fehlt mir in meiner Ganzheit, und so empfinde ich folgerichtig immer Mangelbewusstsein.

Ich fühlte mich zwar durch seine verbalen, tief verletzenden Demütigungen getroffen; an seine Art, mich klein und wertlos zu halten, hatte ich mich gewöhnt. Doch irgendwie gehörte das zu ihm und ich konnte und wollte ihn auch nicht verlassen.

UMA:
Ich würde schon eher sagen „wollte", denn die Komfortzone war viel zu groß.

Körperlich waren mein Mann und ich uns trotz allem immer sehr nah, wir hatten regelmäßig Sex, bei dem wir beide auf unsere Kosten kamen.

UMA:
Sie glaubten oder wünschten sich erfüllenden Sex, aber kann denn das möglich sein, unter diesen Umständen? Da ist wohl der Wunsch der Vater des Gedankens. In der Sexualität hat die Frau die Macht, und wenn man die Gesetzmäßigkeit nimmt, müsste ja eigentlich der Mann unbewusst nach Ohnmacht streben, oder? Er fühlte sich unbewusst meistens in der Ohnmacht, was sein Verhalten uns auch zeigt.
Eine Frau ist sexuell immer bereit, ein Mann nicht; die Frau ist das gebärende Prinzip und hat damit Macht über Leben und Tod. Ein Mann kann die Frau nur bestrafen, indem er sie nicht nimmt, sich also sexuell verweigert.

Nichtsdestotrotz weiß ich heute, dass er damals schon mehrere Affären hatte, von denen ich nie etwas mitbekommen habe.

UMA:
Genau um das geht es: Er glaubt seine Bestätigung (als Mann) nicht zu bekommen. Was er von seiner Frau nicht bekam, suchte er bei anderen Frauen. Hier möchte ich einfügen, dass die Sexualität der beste Weg der Selbsterkenntnis ist. Kein Mann kann von einem Adam zum Mann werden, wenn er sich nicht mit der Frau auseinandersetzt; Adam stellte sich nicht, auch er versuchte, aus seiner nicht angenommenen Schwäche, die Frau zu bekämpfen, anstatt sich damit und mit sich selbst auseinanderzusetzen: Wer bin ich als Mann? Welches Männerbild habe ich?
Er ist immer auf der Suche nach Evas; ist es die eine nicht, suche ich mir eine andere.
Aber dass eine Eva noch keinen Sommer macht und ihm sein Männerbewusstsein aufpäppelt, das ist ihm nicht bewusst. Er kann noch so viele Evas ausprobieren, es wird nicht funktionieren. Das ist Kompensationssex, um die Wahrheit zu verdrängen.

Als er nach wiederholten Jobwechseln nur noch die Möglichkeit der Selbstständigkeit sah, setzten wir alle Hebel in Bewegung, damit er seine eigene Eventagentur gründen konnte, und ich sah es als meine Aufgabe, ihn dabei zu unterstützen. Schließlich war er ja unser Versorger.

UMA:
Jetzt fühlt sie sich wieder in ihrer Macht, die Bestätigung von außen kommt, sie wird gebraucht. Mangelbewusstsein in der Kompensation.

Als wir ein halbes Jahr später unsere Agentur eröffneten, war das der Anfang vom Ende unserer Ehe. Ich unterstützte ihn im Büro. Ich konnte ihm nichts recht machen, ertrug weiterhin die verbalen Demütigungen und jetzt auch körperliche Übergriffe. Ich funktionierte.

UMA:
Nein, sie wollte mitmachen, sie hatte ja unbewusst die Macht durch die Opferrolle, fühlte aber immer Ohnmacht.
Ihr Leid war noch nicht groß genug, um eine Entscheidung zu treffen. Alibi-Kinder gab es auch noch und was ein richtiger Mann ist, konnte sie nicht wissen, da sie ja immer noch einen lieben Papi suchte und keinen Mann. Wenn ich lieb und brav bin, meine Leistung bringe, dann wird mich Papi schon belohnen.

Heute weiß ich, dass dies die Zeit war, als ich meinen Mann innerlich verließ und aus unserer Ehe ausgestiegen bin. Trotzdem machte ich weiter. Nur spielte langsam mein Körper nicht mehr mit. Aus vermehrten Rückenschmerzen wurden mehrere Bandscheibenvorfälle, die mich zeitweise lahmlegten. Mit meiner Krankheit konnte David gar nichts anfangen. In seinen Augen war ich ein Simulant, wehleidig und hatte einfach keine Lust zu arbeiten. Mir wurde langsam, aber sicher alles zu viel und ich stand kurz vor dem Zusammenbruch ...

UMA:
Das musste so kommen, da muss man kein Hellseher sein; „herzlichen Glückwunsch" zu diesem langen schmerzlichen Weg und der Aufrechterhaltung des Widerstandes in ihr, gegen ihre Wahrheit.
Wenn ich mich innerlich aus einer Partnerschaft verabschiedet habe, hat diese keine Chance mehr, das kann dann nur noch im Fiasko enden.

Vier Wochen später sagte er, er müsse mich und die Kinder verlassen. Ich fiel aus allen Wolken, konnte es nicht fassen, suchte nach Gründen, vermutete eine andere Frau. Er meinte, er hätte nie heiraten und Kinder haben wollen, er wolle lieber allein sein und keine Verantwortung mehr für eine Familie übernehmen. Es folgten drei Monate, in denen er zwar noch zu Hause wohnte, wir Sex hatten, er mir aber immer wieder erklärte, er würde trotzdem gehen. In dieser Zeit war der psychische und körperliche Terror kaum auszuhalten. Ein paar Wochen später zog er dann vorübergehend in eine Ferienwohnung, kam aber, wenn es ihm passte, immer mal wieder zu uns nach Hause und verschwand dann einfach wieder. Dieses Hin und Her machte mich fast wahnsinnig und mein Körper war nur noch ein einziger Schmerz; ich willigte schließlich in eine mehrwöchige Schmerztherapie ein. Als ich von dieser Therapie wieder nach Hause kam, wollte ich klare Verhältnisse schaffen und bat meinen Mann um ein abschließendes Gespräch. Da gestand er mir seine bereits neunmonatige Beziehung mit seiner 24-jährigen Sekretärin, er könne mich nicht mehr anlügen. Von diesem Moment an war ich so klar in meiner Entscheidung, ihn gehen zu lassen, und wünschte ihm alles Gute.

UMA:
Mit dieser Ansage hatte er ihr die Entscheidung abgenommen; jetzt glaubte sie, schuldfrei gehen zu können, als ein Opfer ihres Mannes. Welch ein Theater, es war alles manipulativ auf diesen Punkt hingesteuert, was ihr nicht bewusst war. In einer Partnerschaft geschieht es oft, dass sich einer der Partner unbewusst so verhält, damit der andere geht oder eine Entscheidung trifft. Unbewusst lebte sie immer noch in der Schuld, ihrem ältesten Kind aus erster Ehe, den Vater genommen zu haben. Deshalb ist sie so lange geblieben. Das war ihr nicht bewusst, bis zu diesem Moment.

Jetzt wollte er aber nicht mehr gehen! Aber seine Geliebte wollte er auch nicht aufgeben, am liebsten uns beide behalten.

UMA:
An diesem Beispiel kann man gut erkennen, wie viel wir Menschen aushalten können, nur um unsere Selbstverleugnung auf-

rechtzuerhalten. Selbst starke körperliche Probleme und Hinweisschilder übersehen wir und wollen sie nicht wahrhaben, nur aus einer einzigen Angst heraus: Weil wir ein bestimmtes Gefühl nicht fühlen wollen.
Und nun ratet einmal welches? O H N M A C H T, und was fühlte sie die ganze Zeit? Sie glaubte, in der Ohnmacht zu sein, genau wie er auch, ja, wer hatte denn da die Macht?

Heute sind David und ich seit fast sechs Jahren getrennt und glücklich geschieden. Ich bin ihm dankbar, dass er den Mut hatte zu gehen. Ich bin schon viel früher aus unserer Ehe ausgestiegen, war aber so gefangen in meiner Opferrolle, dass ich erst ganz, ganz unten sein musste, um hinzuschauen.

UMA:
Welch ein Preis. Aber diese leidvollen Erfahrungen bringen uns erst dazu, einmal zu hinterfragen: Wer bin ich? Wer will ich sein? Wie will ich leben?

„Wie kann ich mein Kind als Kind anerkennen und gleichzeitig mich als Mutter anerkennen, wenn ich mich selbst noch als Kind, mit den unerfüllten Bedürfnissen eines Kindes, fühle?“

So bleibt nichts anderes übrig, als diese Bedürfnisse zu kontrollieren. Meistens sehr erfolgreich. Die Kontrolle und Perfektion hat sie uns in ihrer Geschichte überdeutlich gezeigt.

Wenn sich jetzt eine solche Frau in einen angeblich starken Mann verliebt, so wie in unserer Geschichte, dann muss sie damit rechnen, dass sie in diesem Moment ihr inneres Kind aktiviert. Papa wird es schon richten. Wie schon erwähnt, ausgelöst auch durch dieses Mangelbewusstsein gegenüber ihrem Vater.

Nichts ist mehr von dieser starken Frau übrig; sie verfällt in die

Unsicherheit der Kindheit und erwartet jetzt von dem Mann all das, was sie sich nicht gibt. Ihr erster Mann war in ihren Augen ein kompletter Ausfall. Ihre äußere Stärke ist ja nur Schein und jetzt hofft sie, in dem starken Mann das zu finden, was sie sich selbst verweigert. Das kann nicht funktionieren, und ihr bleibt dann als Identifikation nur die Opferhaltung. Was sie schließlich bis zum Exzess einer Selbstzerstörung gelebt hat.

Ich selbst bin immer wieder erstaunt, wie das Leben oder Schicksal, egal wie wir es nennen, so eingreift, dass es passt. Nur unser Widerstand und unsere Bewertung lassen diese Situationen als schlecht, schlimm und als Problem dastehen.

Es gibt keine Schuld, niemand ist schuld. Das Leben ist ein Erkenntnisprozess mit genau den Reflexionen, die ich für meine Selbsterkenntnis benötige. Es ist nie die Situation im Außen, die das Problem entstehen lässt, sondern immer unser eigener Widerstand gegen diese Situation, der dann erst zum Problem wird. Das kleine Wort „NEIN“.

Wenn man sich die Situation Jahre später aus einer anderen Sichtweise anschaut, erkennt man diese große Schöpfung – und so bekommt der Satz „alles ist so, wie es ist, vollkommen in Ordnung“ immer mehr Bedeutung und Aussagekraft.

BeziehungsDynamit

Rollenvergabe in der Partnerschaft

Die Frau sucht ihren Partner unbewusst nach dem Versorgungsaspekt aus. Der Mann andererseits sucht genauso unbewusst nach der sexuellen Verfügbarkeit. Diese Verhaltensweisen beruhen auf uralten Zellinformationen und die präsentierten Mogelpackungen auf dem „Partnermarkt" sind damit vorprogrammiert. Das ist der unausgesprochene und unbewusste Vertrag von sexueller Verfügbarkeit, für persönliche Sicherheit und Schutz der Brut.

Sobald eine Frau (Eva) Kinder hat und in ihrer Mutterrolle aufgehen kann und Bestätigung findet, geht ihre sexuelle Lust (Lilith) auf Sparflamme. Sie glaubt selbst, dass sie keinen Sex mehr braucht, und versteckt sich hinter einer falschen Mütterlichkeit. Die Mutterrolle löst also die Geliebtenrolle ab, da die Macht der Mutter die stärkste Autorität im Universum darstellt. Die Projektion und Kompensation ihrer nicht gelebten Anteile über und durch die Kinder hat begonnen.

❖ Die Paarbeziehung sollte immer vor der Elternbeziehung stehen, weil die Kinder aus der Paarbeziehung hervorgehen.

Eva wird sich an ihrer Situation auch nicht stören, denn sie hat ihren Mann genau da, wo sie ihn unbewusst von Anfang an haben wollte. Er ist nun in der Pflicht des Versorgers und die

Vaterrolle kommt gleich hinterher. Damit unterbindet Eva nicht nur die eigene Befriedigung sexueller Lust. Sie kappt gleichzeitig auch diejenige ihres Mannes. Er kann nicht Geliebter sein, wenn ihn die Frau nicht lässt, denn diese ist mit ihrer Mutterrolle vollumfänglich identifiziert und steht zur Befriedigung sexueller Lust nicht mehr zur Verfügung. Sie nimmt ihn nicht mehr als „Mann" wahr, sondern sucht in ihrer „Mutterrolle" ihre Reflexion in der „Vaterrolle":

- die Ambivalenz des Weiblichen, zwischen Mutter und Geliebter,
- die Ambivalenz des Männlichen, zwischen Vater und Liebhaber.

Was könnte nun eine mögliche Reaktion des Mannes sein, der als Urinstinkt den Jäger in sich trägt? Sucht er nach einem anderen Objekt, das er jagen kann? Vielleicht nachvollziehbar, denn seine Frau ist ja meist nicht mehr offen dafür, sein Lockvogel zu sein, den der Jäger jagen und erlegen kann.

UMA LIFE-Praxis

Die Macht der Mutterrolle

Männlich, 50

Es lernen sich ein Mann und eine Frau nach enttäuschenden Vorerfahrungen in einer lockeren Umgebung und Zeit kennen. Sie verlieben sich und am Anfang ist alles nur rosarot und himmelblau, dabei sehen sie über vieles hinweg, was ihnen am anderen oder an der Liebesgeschichte eigentlich nicht so passt. Es schwirrt zwar ab und zu der Gedanke durch den Kopf: „Es kann sich ja noch ändern, aber jetzt ist es so schön, da sage ich lieber nichts."

Die Prägungen kamen aus ihrer Kindheit, durch Aussagen von den Eltern und anderen Erwachsenen. Aussagen wie „du bist nicht zu gebrauchen" oder „mit deiner Schreibkunst verdienst du nichts" oder „schau, dass du heiratest, dann bist du versorgt" usw., sind in Bezug auf ihre Wirkung nicht zu unterschätzen. Wie kraftvoll sie jedoch auf unsere Haltung uns selbst und unserem Leben gegenüber sind, scheint uns immer noch nicht glaubhaft zu sein.

- Übrigens: Derjenige, der mehr verliebt ist in den Partner, ist grundsätzlich dadurch immer in der Ohnmacht.

Sexualität findet bei unserem Liebespaar natürlich auch statt. Diese ist mehr oder weniger normal, doch was genau kann als „normal" bezeichnet werden? Im vorliegenden Fall spielt sich der Sex ohne Offenheit und Vielseitigkeit nur im gewohnten und sicheren Rahmen ab.

Nach einer gewissen Zeit merkt er, dass ihm auf der sexuellen Ebene etwas fehlt, und wird dadurch zusehends unzufriedener. Da er der kreativere Teil ist, möchte er sich auch auf dieser Ebene gerne ausprobieren und experimentieren. Für sie kommt dies jedoch überhaupt nicht in Frage, ihr reicht das, was sie bisher hatte, vollkommen aus.

Mit zunehmender Unzufriedenheit nimmt er eines Tages seinen ganzen Mut zusammen, um ihr zu sagen, dass er die Beziehung so nicht weiterleben kann, dass er hier Abstriche machen müsse und ihre Beziehung darum beenden möchte. Es folgen nächtelange Gespräche, die frustrieren, aber nichts bewirken, denn jeder von den beiden möchte seine Bedürfnisse durchsetzen und glaubt sich im Recht.

Das Problem ist, dass beide diese Bedürfnisse aus ihrem Machtanteil und über ihr Ego konzipieren. Dadurch wird es ein Kampf der Geschlechter, der eigentlich nach innen verlegt werden sollte, damit er nicht in diesen äußeren Machtkampf ausartet.

Ich kann nur reflektieren, was in mir angelegt ist. Das heißt, alles was mit mir zu tun hat und mich auf der emotionalen Ebene „antriggert“, erkenne ich nur über die Reflexion im Außen. Was mich emotional nicht berührt, ist im Moment nicht relevant.

Kurz darauf teilt sie ihm mit, dass sie schwanger ist. Ob sie es darauf angelegt hat oder nicht, darüber sollte man nicht spekulieren, doch es scheint schon etwas merkwürdig, dass sich genau zu diesem Zeitpunkt ein Kind ansagt. Sie setzt dem Ganzen noch eins drauf und droht damit, sich umzubringen, wenn er sie jetzt verlässt. In ihrer großen Angst wendet sie eine weitere unbewusste „Emotionalzange“ an. Er, der Korrekte, Ängstliche, der vor Autoritäten Angst und Respekt hat, fügt sich. Und sie tun das, was so viele andere Paare auch tun: Sie heiraten.

Die Zweckgemeinschaft ist geboren. Die Macht- und Ohnmachtshow kann beginnen. Hier wird die Selbstverleugnung sichtbar, aber um welchen Preis? Sind wir einmal ehrlich: Eine sich gegenseitig befruchtende Partnerschaft kann das nicht sein, denn hier siegten die Angst und die Vernunft über das Gefühl. Die Kontrolle über die Gefühle und das Leben beginnt. Keinem von beiden ist das bewusst, doch es ist die einzige Überlebenschance der Beziehung.

Die beiden gehen einen Kompromiss nach dem anderen ein, nur damit das Bild im Außen aufrechterhalten werden kann. Doch damit nicht genug, sie setzen auch noch weitere Kinder in die Welt. Das Gefängnis wird nun so richtig eng und keinem ist bewusst, dass sie sich mit „Perfekte-Familie-Spielen" unbewusst ablenken und damit nur nach außen projizieren. Unterdessen unterdrückt oder vielmehr verbannt er seine sexuellen Bedürfnisse total ins Unterbewusstsein. Die Konsequenz daraus ist, dass er kompensieren muss, doch wie tut er das?

Egal, welcher Job, er schafft genügend Geld heran. Darüber wird sein angestrebter Beruf nebensächlich und seine sexuellen Bedürfnisse sowieso. Hauptsache ist, dass seine Lieben gut versorgt und zufrieden sind. Denn wenn es ihnen gut geht, geht es ihm auch gut, denn dann hätte er als Mann und Vater wenigstens seine Pflicht getan. Man höre: Pflicht; es wird zu einem Muss, denn er gibt sich seinen Wert nicht selbst und glaubt unbewusst, dass die Situation alleine seine Schuld ist. In diesem Fall holt er sich diesen Wert und die Absolution über äußere Aktivitäten, die ihm in der Kompensation die Bestätigung geben, dass er ein guter Vater und ein Supermann ist. Dieses Schuldprinzip kann nur Stress erzeugen, Leben kann man das nicht wirklich nennen, es ist eher ein Überleben. Sexuell traut er sich schon lange nicht mehr, seine Bedürfnisse auszusprechen, geschweige denn zu hoffen, dass sie erfüllt werden.

Ein Mann definiert sich über die Sexualität, dass er ein Mann ist. Ein Mann will das männliche Prinzip leben und „eindringen". Denn nur so kann er sich als Mann fühlen. In unserer Geschichte geht das bereits nicht mehr. Er sieht seine Frau nur noch als Institution Mutter, was sie auch anstrebt, denn da hat sie die ganze Macht und dadurch auf der sexuellen Ebene keinen Druck mehr. Die Geliebte (Lilith) fehlt komplett, und dazu kommt noch: „Welcher Mann vögelt schon sein Versorgungssystem?" Sie ist nicht mehr reizvoll für ihn in seiner Männer- und Jägerrolle. Sie ist nicht der Lockvogel, für den es sich lohnt, ein Risiko einzugehen. Im Gegenteil: Er stellt sie auf den Muttersockel, womit sie unantastbar, rein und überdimensional gesellschaftsfähig wird – und versaute sexuelle Sachen tut man nicht mit der Mutter seiner Kinder. Oder?

Wenn Sexualität nicht mehr spontan und angstfrei stattfinden kann, sondern zum Pflichtprogramm mutiert, muss ein jeder Mann kompensieren, vor allem seine Aggression, egal, wie das individuell aussieht.

Er hatte jetzt die Möglichkeit, sich anderweitig zu orientieren, das heißt, sich eine Geliebte zu nehmen, was er dann auch ausprobierte. Da er aber zu viel Angst und Schuldgefühle hatte, zu lieb und zu rücksichtsvoll war, als Ritter so etwas seiner Frau nicht antun konnte, unterdrückte und bekämpfte er lieber seine sexuellen Bedürfnisse. „Das tut man nicht, das darf nicht sein, ich bin doch ein anständiger Mann." Außerdem ist in ihm immer noch das Trauma, dass, wenn er nicht funktioniert, sich seine Frau etwas antut – und er wäre daran schuld. Das muss ihm nicht immer bewusst sein, aber tief in seinem Unterbewusstsein lebt es. Also war das Modell Fremdgehen auch keine Lösung.

Die Ritterspiele sind geboren. Der Ritter auf dem weißen Pferd, den die Königstochter auserwählt hat. Aber gleichzeitig wird er auch zum Bettler, denn egal, welches Bedürfnis er hat, er muss immer fragen und betteln, wenn er seine Frau in der Macht sieht und sich selbst in der Ohnmacht. Das sind dann „Gnadennummern“, so nenne ich sie. Durchlaucht erlaubt gnädig Sexualität, was ihr noch mehr Macht gibt. Es tut mir leid, liebe Männer, aber ist das eure Vorstellung von spielerischem Sex?

Die Macht der Frau über den Mann, sobald sie Mutter ist, ist in einer Partnerschaft, in der beide Partner in der Selbstverleugnung leben, grenzenlos. Das weiß sie vielleicht in der ersten Zeit nicht so bewusst, aber je mehr er auf ihre Drohungen reagiert und nachgibt in der Annahme, er müsse die Verantwortung übernehmen, umso mehr Macht bekommt sie. Bildlich kann man sich das so vorstellen: Wenn die Mutter mit ihrer Kinderschar als Druckmittel in ihrer Macht ist, hat ein identitätsloser Mann keine Chance, dagegenzuhalten. Seine männliche Identität hat er an der Kasse abgegeben, als die Zweckgemeinschaft entstanden ist.

Oft reicht schon der Satz: „Ich Arme, bin den ganzen Tag zu Hause bei den Kindern, was habe ich schon vom Leben?“ Die Opferhaltung verfehlt nie ihre Wirkung. Er wird sich immer fügen, wie gesagt, wenn er selbst keine Identität besitzt, was in unserem Fall ja gegeben ist. Sie natürlich auch nicht; sie zieht ihre Identität aus der Mutterrolle, in der sie voll und ganz aufgeht und mit der sie einen großen Machtaspekt bei sich hat. Jetzt kann man wirklich von einer Zweckgemeinschaft ausgehen. Im abgeschlossenen Vertrag ist geregelt „was gibst du mir, wenn ich dir das dafür gebe?“.

Jetzt zu ihr. Warum verleugnet sie die Geliebte in sich so sehr? Sie fühlt sich nur vollkommen und ganz in ihrer Rolle als Mutter. Wenn sie diese als Rolle ansehen würde, wäre es in Ordnung. So aber identifiziert sie sich damit und denkt und handelt dementsprechend. Die wirkliche Frau gibt es nicht. Ihre weiblichen Aspekte und deren ganze Vielfalt versteckt und verleugnet sie aus Angst oder weil sie ihr nicht bewusst sind. Sie haben keine Möglichkeit, sich zu zeigen. Vielleicht hat sie ihre Kinder nur, um ein Alibi für ihre sexuelle Kraft zu haben. Die Kirche lässt grüßen. Es kann aber auch ein Glaubenssatz von früher sein, zum Beispiel: „Sex ist schlecht, merke dir meine Kleine, die Männer wollen immer nur das Eine." Ihr kennt alle diese Sprüche.

Wenn man so in der Mutterrolle aufgeht, wie sie, dann ist es offensichtlich, dass sie Angst hat, ihre Rolle als Geliebte (Lilith) anzunehmen. Sie hat vielleicht Angst vor dieser großen Kraft, denn wenn sie in die Bewertung geht, ist es natürlich als Mutter von mehreren Kindern nicht gerade gesellschaftsfähig, sich diesen Anteil der Hure in sich einzugestehen, geschweige denn auszuleben. Was allerdings paradox ist, denn die Kinder sind ja der Beweis ihrer starken Sexualität und gleichzeitig auch die Rechtfertigung und das Alibi. Dafür hatte sie sich ihn unbewusst in ihr Leben geholt, denn er hat genau diesen Aspekt, den sie bei sich verleugnet.

Partnerschaft sollte dafür da sein, sich zu unterstützen, indem man meistens das reflektiert bekommt, um das es bei einem selbst geht. Aber wer tut das? Die meisten geben dem Partner die Schuld und übernehmen nicht die Verantwortung für sich selbst.

Weiter in unserer Geschichte: Kaum zu glauben, doch die beiden spielten dieses Spiel noch viele Jahre. Er hielt so lange durch, oder sollte ich sagen: Er überlebte? Dies, bis er durch eine neue Schwangerschaft wachgerüttelt wurde. Vorher hatte er wieder nur angedeutet, aber nicht konsequent gezeigt, dass es so für ihn nicht weitergehen kann. Was passiert? Nach langem Streit und selbigen Gesprächen und ihrer Androhung von unerträglichen Konsequenzen für die Familie lenkt er wieder ein und unterwirft sich der manipulativen Macht der Eva.

Ich kann euch sagen, ihre Taktik hat zu tausend Prozent funktioniert. Hat er doch tatsächlich seinen einigermaßen erkämpften Standpunkt wieder aufgegeben und genau so reagiert, wie sie es gehofft hat. Nein, noch eins draufgesetzt hat er, ihr könnt es euch schon denken, er hatte mit ihr Sex. Sogenannten „Versöhnungssex". Viele glauben ja, wenn sie wieder Sex mit ihrem Partner haben, ist alles wieder gut und jeder Konflikt wurde „weg-gesext". Etwas sehr naiv, oder glaubt ihr das auch?

Jedenfalls hatte sie erneut gewonnen und er war wieder ganz am Anfang angekommen. Die Allzweckwaffe der Frau, Sex, verfehlt nie ihre Wirkung. Das funktionierte nur, weil er sich selbst nicht vertraute in seiner Männlichkeit. Er war sich seiner selbst immer noch nicht sicher und auch nicht im Bewerten von dem, was richtig und falsch ist.

Später wurde sie dann noch einmal schwanger. Es traf ihn wie ein Schlag und gleichzeitig war es ein Flashback: „Das hatten wir doch schon, es wiederholt sich was." Ja, durch die unerwünschte Schwangerschaft fiel es ihm nun wie Schuppen von den Augen. Es wiederholte sich immer wieder die gleiche Situation: Er ist unzufrieden und will gehen; sie wird schwanger und er bleibt. Nur weil sie wieder droht, sich umzubringen.

Genau dies machte er sich jetzt mit allen Konsequenzen bewusst. Er konnte jetzt klar seine Hypnose erkennen und seine eigene Prägung darin. Er war nur geblieben aus diesem Grund und hat nicht aus seinen Gefühlen heraus „Familie gelebt", sondern aus Angst vor den Konsequenzen Familie, Ehemann und Vater gespielt. „Was bin ich doch für ein Feigling."

Aus dieser Erkenntnis heraus wurde ihm nun wirklich klar, dass er jetzt konsequent seinen Weg zu gehen hat. Keine Kompromisse mehr eingehen, seine Bedürfnisse aussprechen und an seiner männlichen Identitätsfindung arbeiten.

Alleine wird es schwer, denn die Muster greifen immer wieder, und wenn ich mir dessen nicht bewusst bin, greift wieder mein eigener Machtmissbrauch und ich muss kompensieren.

Das Bild der Frau in frühester Geschichte

Jahrtausendelang wurden Frauen unterdrückt, ihnen wurde sogar eine Seele abgesprochen. Klerikale Konditionierungen verteufelten die Frau; nicht nur, weil sie eine Hexe hätte sein können, sondern auch, weil die Sexualität zusammen mit der Frau als unrein abgestempelt wurde. Die daraus entstandenen Täter-Opfer-Geschehnisse sind tief in unserem Zellgedächtnis eingeprägt. Diese Spannung, unter der die Frau noch heute steht, rührt daher, dass sie immer noch das Gefühl hat, zwischen Heiliger und Hure entscheiden zu müssen. Dies erklärt die erste Wut auf eine höhere Kraft, auf das Schicksal, und schürt den Widerstand, der Feind von Lust und Leidenschaft ist.

Bereits im „Levitikus" (Altes Testament, 3. Buch Mose, die Tempeldiener) gelten sämtliche sexuellen Handlungen als Gräuel oder sind gänzlich verboten. Sexualität und der weibliche Körper werden mit Krankheit assoziiert. Das heißt, Geschlechtsverkehr und fundamentale Funktionen des Frauseins (Menstruation, Niederkunft, Muttermilch) wurden gleichermaßen als unrein, suspekt und verabscheuungswürdig betrachtet.

Im Buch „Hexenhammer" (einem Traktat, das von zwei Mönchen zusammengestellt und vom Papst abgesegnet wurde, um die Hexenverfolgung zu legitimieren – erschienen ca. 1486) wird erklärt, dass die Frau vorwiegend von Affekten und Leidenschaften angetrieben würde. Lieben und Hassen entstehe durch fleischliche Begierden und die Frau wäre fleischlich gesinnter als der Mann. Außerdem wäre sie sexuell unersättlich, eitel, vergnügungssüchtig, eine Lügnerin und eine Verführerin. Die Frau wäre geistig tiefstehend, leichten Verstandes, abergläubisch und leicht beeinflussbar und wäre alles in allem ein unvollkommenes Tier.

Um die Jahrhundertwende (1900) behauptete William Graham Sumner, dass die Stärksten das Reich der Natur durch stählerne Selbstbeherrschung und striktes Befolgen der wissenschaftlichen Prinzipien transzendieren würden. In dieser Zeit waren Männer die Herren der Schöpfung und Frauen repräsentierten eine niedere Stufe der Menschheit. Die Frau, das weibliche Prinzip der Natur, galt als Diebin des Fortschritts, allein an Quantität interessiert, am Überleben der Spezies, am Erhalt des Lebens in allen Formen. Die Frau zeige kein Interesse am männlich elitären Prinzip des evolutionären Fortschritts. Sie ließe die Zeit stagnieren und entzöge den höher strebenden männlichen Errungenschaften Energie. Daher galt sie als Vampir der Zeit.

Das weibliche Prinzip manifestiere sich weiter in Unentschlossenheit, logischer Inkonsistenz, Sentimentalität, Flatterhaftigkeit und in einem verschwenderischen Umgang mit Zeit, was die anlagebedingte Unfähigkeit zu wissenschaftlichem Denken beweise. Nur das männliche Prinzip galt als schöpferisch. Kein Mann, der sich selbst zu den Stärksten zähle, müsse sich nur im Mindesten schuldig fühlen, wenn er die weniger entwickelten Mitglieder der menschlichen Gemeinschaft wirtschaftlich ausbeute. Sumner ermutigte seine Leser auch, direkte Parallelen zwischen Sexualität, rassischer Minderwertigkeit, Barbarei, Degeneration und der Dominanz weiblicher Prinzipien zu ziehen.

William Graham Sumner gilt heute noch als Vater der Soziologie. Sein Klassiker der Sozialanthropologie gehörte an amerikanischen Universitäten bis in die Siebzigerjahre zur Pflichtlektüre. Diese vermeintlich wissenschaftliche Rhetorik verführte dazu,

Frauen als biologische Terroristinnen zu begreifen, die dem zivilisierten Mann seine schöpferischen Energien entzögen.

Weibliche Sexualität wurde als degenerierende Krankheit verstanden. Frauen waren die heimliche Waffe der Natur gegen die heldenhaften Versuche der männlichen Menschheit, über die Sterblichkeit zu triumphieren. Über die Geburtenkontrolle kommentierten sie: „Was haben sie getan, sie haben die Frauen über Vorgänge aufgeklärt, die nur Prostituierte wissen sollten.“ (Quelle: Bram Dijkstra: Das Böse ist die Frau. Siehe Literatur auf Seite 153).

William J. Fielding, ein Autor weiterer einflussreicher Bücher, meinte ebenfalls, dass sich unter einer noch so ehrbar erscheinenden Frau ein Vampir verstecke. Unter der Haut jeder scheinbar Heiligen poche das hungrige Fleisch einer Sünderin. Wann immer Frauen die Gelegenheit hätten, dem heftigen Verlangen ihrer Natur nachzugeben, könne davon ausgegangen werden, dass sie dem unbewussten Instinkt, der tief in ihrem primitiven weiblichen Geist wurzele, die vollständige Herrschaft überließen.

Das späte 19. Jahrhundert benutzte die Entdeckung Darwins, um die weibliche Sexualität als Quelle der Konflikte zwischen den Geschlechtern und als Ursache sozialer Zerrüttung und Entartung darzustellen. Zudem hätte die tödliche Natur weiblicher Sexualität einen bedeutenden Einfluss auf das rassistische Denken in uns.

Zu Beginn des 20. Jahrhunderts versuchten Biologen und Mediziner abermals zu belegen, dass die Natur alle Frauen mit einem Urtrieb ausgestattet habe, der sie zu Raubtieren und Hexen mache. Bald beeilten sich auch die Experten vieler verwandter Disziplinen darzulegen, warum jede Frau für den Mann ein Vorbote des Todes sei.

Wenn man das alles liest, scheint es kein Wunder, dass sich die Frau seit jeher aufbäumt und wehrt, ist ihr kollektives Bewusstsein doch beladen und durchdrungen von Abwertung und Entwürdigung. Doch diese Gespenster prägen uns als Frau oder als Mann bis heute.

Ich erzähle dies, um bewusst zu machen, dass uns diese Informationen mittels unserer Zellen über alle Zeiten hinweg geprägt und geformt haben, damit wir sie in unserer Zeit und Kultur wieder bewusst machen können. Die Erkenntnis, dass wir uns heute eigentlich nicht mehr verleugnen müssten, scheint einen Abstecher in die Geschichte allemal wert zu sein.

Das Erbe der Frau: Die weibliche Polarität – Lilith und Eva

Die Polarität des Weiblichen lässt sich sehr schön anhand der beiden „Urfrauen" Lilith und Eva veranschaulichen.

Am Anfang, vor Eva, war Lilith. Adams erste Frau. Geheimnisvoll und verführerisch. Die Geschichte von Lilith ist Ausdruck der ersten Abspaltung von der weiblichen Kraft. Ihre mystische Gestalt symbolisiert einen tabuisierten Teil der weiblichen Psyche. Lilith pocht auf Eigenständigkeit und sexuelle Aktivität. Sie ist sinnlich, verführerisch und selbstbewusst. Viele Frauen der heutigen Zeit vergessen über ihre Kinder und Familie, dass in jeder von ihnen auch eine Lilith steckt. Doch nicht jede Frau ist oder will sich dessen bewusst sein, geschweige denn, diese Seite in sich annehmen oder ausleben, denn sexuelle Probleme in der Partnerschaft sind grundsätzlich Zündstoff für die Paare.

Lilith in Religion und Literatur

Lilith ist hebräisch und bedeutet „die Nächtliche". Seit Tausenden von Jahren wird sie in vielen Mythologien als die geflügelte Dämonin der Nacht gezeigt.

Nach den rabbinischen Kommentaren wird Lilith unter Berufung auf Genesis 1 als die erste Frau Adams genannt. Nach der jüdischen Überlieferung schuf Gott Lilith, die erste Frau, auf die gleiche Weise, wie er Adam erschaffen hatte. Adam und Lilith aber fanden niemals Frieden miteinander.

Eine Entsprechung dieses Mann-Frau-Konfliktes findet man auch in den muslimischen Schriften: „Verflucht sei der Mann, der die Frau zum Himmel und sich selbst zur Erde macht.“

Die Talmudisten geben Lilith meist die Gestalt eines herausgeputzten, verführerischen Weibes mit langen Haaren und halb entblößten Brüsten, das Männer betört und Kinder bedroht.

In Goethes Faust wird Lilith von Mephisto wie folgt beschrieben: „Lilith ist Adams erstes Weib. Nimm dich in Acht vor ihren schönen Haaren, vor diesem Schmuck, mit dem sie einzig prangt, tut sie damit den jungen Mann umfahren, so lässt sie ihn sobald nicht wieder fahren.“ (Quellen: siehe Literatur auf Seite 153).

Lilith, die dunkle Seite des Weiblichen

Als Gott den ersten Menschen erschaffen hatte, stellte er fest, dass er ihm ein Gegenstück zur Seite stellen wollte. Adam, der Mann, bekam also eine Frau, die gleich ihm aus Erde sein sollte. So erschuf Gott Lilith, die erste Frau.

Doch schon nach kurzer Zeit ging es bei Adam und Lilith um Macht. Lilith war nicht bereit, sich Adam zu unterwerfen, und begründete ihren Anspruch auf Gleichheit damit, dass jeder von ihnen aus gleicher Erde geschaffen worden war.

Sinnbildlich gesprochen wurde Liliths Gleichwertigkeit so dargestellt, dass sie sich weigerte, beim Sexualakt nur „unten liegen“ zu müssen. Sie wollte jedoch auch selbst aktiv das Liebesspiel mitbestimmen. Die Verweigerung der „Unterwerfung“ von Lilith hat Adam verunsichert, aber auch erzürnt, und der Streit darüber endete schließlich mit der Flucht Liliths aus dem Paradies.

Dominanz oder Gewinn war allerdings nicht Liliths Bestreben, sie wollte einzig Ebenbürtigkeit und Gleichberechtigung, was Adam so jedoch nicht verstanden hatte. Er schloss aus ihrem Verhalten die pure Verweigerung. Lilith hatte sich nicht klar ausgedrückt und Adam hatte ihr nicht zugehört. Es gab also bereits im Paradies Missverständnisse in der Kommunikation und Interaktion zwischen Mann und Frau, was heute nicht viel anders zu sein scheint. Oder hörst du immer genau hin, was dein Partner sagt? Oder hörst auch du meistens nur, was du hören willst?

Lilith jedenfalls verließ das Paradies. Zwar unter Protest, aber selbst unter Androhung von Strafe war sie nicht bereit, zurückzukehren. Mit dieser Weigerung, zurückzukehren und sich anzupassen, zog sich Lilith – in der Definition des alttestamentarischen Gottes – den Zorn und Fluch zu. Sie bekam damit die „Rolle“ zugeteilt, das Dunkle und Zerstörerische zu repräsentieren. Gott hatte auf diese Weise einen Teil der Schöpfung verflucht und dämonisiert. Lilith wurde dadurch zum ersten Sündenbock der Schöpfung. Die Abwertung des ersten weiblichen Wesens wurzelt damit ebenso in der Religion und der Bibel, was beide Geschlechter bis heute prägt.

Lilith heute

Liliths Flucht aus dem Paradies ist jedoch auch ein Fliehen vor dem Konflikt.

- Vor welchen Konflikten fliehst du?
- Wo stellst du dich nicht?

Durch den Treueschwur „bis dass der Tod euch scheidet" begeben sich beide Partner in eine Abhängigkeit, die zur jahrelangen oder eben lebenslangen Qual im Dienste der Familie werden kann. Der Mann wird gefesselt mit der Rolle des Versorgers und treuen Ehemannes. Die Frau grenzt sich als liebevolle Mutter ein, die ihre Pflichten auch als Geliebte zu erfüllen hat. Mit den heutigen vielfältigeren Möglichkeiten, die Frauen haben, machen es viele wie Lilith und fliehen aus diesem Gefüge oder lassen sich erst gar nicht darauf ein.

Lilith ist eine symbolische Energie und alles andere als böse. Sie riskiert, protestiert, initiiert und setzt Akzente. Eine Ablehnung und Vermeidung solcher Wesenszüge bedeutet zwar, dass die Frauen Angst vor den Konsequenzen ihrer vollen Weiblichkeit haben, es verdeutlicht jedoch auch das starke Bedürfnis nach Sicherheit und Geborgenheit, welche sie im Außen zu finden hoffen. Damit steht ihnen allerdings einzig die Kompensation aus der vermeintlichen Opferrolle zur Verfügung. Einer solch reaktiven und manipulativen Einflussnahme auf das Leben kann praktisch nur Frustration und Unzufriedenheit gegenüberstehen.

Lilith symbolisiert die weibliche Lust am Leben. In meiner täglichen Arbeit muss ich allerdings feststellen, dass viele Frauen heute nicht mehr wirklich wissen, was das Wort „Lust" für sie ganz persönlich bedeutet. Sie sind oft gefangen in ihrem

Kompensationsmodus und unterdrücken damit ihre Lebenslust in sich. Das Verdrängen und Verleugnen von Bedürfnissen erzeugt Frust und Wut und verlangt nach Ersatz. Also nach noch mehr Kompensation, meist in Form von Krankheit, Trauer, Unbeweglichkeit und Aggression gegen sich selbst.

Fragen, die sich an diesem Punkt stellen müssten, sind meist zu schmerzhaft. Kannst du sie dir stellen?

- Bin ich Mutter oder Frau?
- Abhängig oder autonom?
- Ehrenwert oder begehrenswert?
- Was ist meine Wahrheit?
- Kann ich zu mir stehen?

Eva steht für die drei M: Macht, Manipulation, Mutter

Nachdem Lilith Adam fortgelaufen war und nicht zurückkehren wollte, bekam Adam von Gott seine zweite Frau: Eva. Sie hatte, im Gegensatz zu Lilith, keine ganz so markanten Wesenszüge. Allerdings wurde Eva beschuldigt, für den Sündenfall verantwortlich zu sein. Gewisse Kreise lasten noch heute hauptsächlich ihr die Vertreibung aus dem Paradies an. Auch dies ist in den weiblichen Zellinformationen über Tausende von Jahren kultiviert worden und erinnert alle Frauen (Evas) unterschwellig daran, ihr historisches Verfehlen durch Dienen und Leiden abzubüßen.

Das Angebot an Vorbildern für eine (im heutigen Sinn) gesunde weibliche Identifikation wurde durch die Religion stark eingeschränkt. Zwei der berühmtesten Beispiele dürften wohl

Maria und Maria Magdalena sein. Der einen wurde die unbefleckte Empfängnis zugesprochen und die andere musste ihrem Unterleib erst abschwören, bevor sie Seelenheil erlangen durfte.

Von Eva sagt man, dass sie die angepasste Frau ist, womit sie ihre Bedeutung meistens unbewusst über Manipulation einzubringen weiß. Im Außen wird sie außerdem als die treu sorgende, liebende Gattin und Mutter wahrgenommen und bekommt auch nur darüber die Bestätigung, ganz Frau zu sein. Damit ist nachvollziehbar, dass Evas wirklich nur durch Manipulation ihre Macht demonstrieren können und damit die unbewusste Opferhaltung zu ihrer Identität erheben.

Ihnen fehlt Lilith, der vermeintlich dunkle Teil, den die Evas aus Angst vor weiterer Schuld von sich abgetrennt haben. Dadurch sind sie auch heute noch vom Außen abhängig und unterwerfen sich auf emotionaler Ebene auch ihrem Partner. Das ist der Preis, den Evas bereit sind, für ihre Sicherheit und die angebliche Sicherheit ihrer Kinder zu zahlen. Sicherheit scheint ganz offensichtlich die Hauptmotivation zu sein. Sie will sich versorgt wissen und solange dies gewährleistet ist, wird sie ihre Komfortzone nicht so schnell verlassen. Sie wird sie höchstens mit einer anderen austauschen. Doch, wie alles, so hat auch diese Haltung gegenüber sich selbst und zum Leben ihren Preis.

Die heutige Frau im Zwiespalt

Wie du nun weißt, tragen wir alle die Informationen von Lilith und Eva in uns. Vor allem die Frau ist im ständigen Zwiespalt mit der Heiligen und der Hure in sich. Durch das ursprüngliche Empfinden der Getrenntheit – sei es vom Ganzen als Universum oder von Anteilen in uns selbst – verfestigt sich die eingeschränkte Sichtweise entweder nur auf die Heilige oder eben nur auf die Hure. Im Bestreben danach – die eine sein zu müssen und die andere nicht sein zu sollen – geht die Wahrnehmung für ein Sowohl-als-auch völlig unter.

Die große, meist unbewusste Sehnsucht eines jeden nach Ganzheit und Vollkommenheit existiert seit Menschengedenken. Dass diese meisterschaftliche Suche nach der eigenen Perfektion Probleme aufwerfen muss, kannst du seit dem Drehbuchkapitel vielleicht sogar nachvollziehen. Denn das, was hier im Fall mit der Heiligen und Hure versucht wird, ist nichts anderes, als im Außen etwas zu verbessern bzw. zu vermeiden, indem ein eigener Anteil verleugnet wird. Du trennst dich von dir selbst, indem du nur die eine Seite, also die Heilige, erleben willst und die Hure in dir aus der Bewertung heraus verteufelst.

Doch es gibt nie das eine ohne das andere; es ist immer beides gleichzeitig da. Das eine sichtbar, das andere verdrängt und dadurch unsichtbar. Die Heilige ist sichtbar und fühlbar und vor allem vorzeigbar und die Hure soll unsichtbar bleiben, auch wenn du sie fühlst. Du verdrängst sie deshalb in die dunkelste, hinterste Ecke deines Wesens, aus Angst, schlecht und unmoralisch zu sein.

Wie wäre es denn nun mit einem Blick in deine hinterste Ecke? Ich bin vor Jahren auf ein Buch gestoßen, das mich erstaunte und faszinierte. Es geht dabei um eine andere Sichtweise über das älteste Gewerbe der Welt, die Prostitution, worin die Autorin das Thema lange nicht so polarisiert, wie es heute dargestellt wird. Vielleicht auch kein Wunder, denn sie hat ihre „dunkle Seite" akzeptiert und gelebt, weshalb ihre Sichtweise vielleicht sogar recht pragmatisch erscheinen mag.

Die Sicht einer Hure

Nell Kimball lebte von 1854 bis 1934. Bis 1917 war sie Hure und dann eine „Madame" (zu Deutsch: Puffmutter) und führte eines der ersten Häuser in New Orleans.

Nachfolgend ein paar Zitate aus ihrem Buch (Nell Kimball, Memoiren aus dem Bordell. Siehe Literatur auf Seite 153):

- Eine gute Hure hasst die Männer nicht, auch wenn das oft behauptet wird. In Wirklichkeit spürst du als Hure, dass du einem Mann wirklich was zu bieten hast, und bist stolz darauf, dass du darin verdammt gut bist.
- Ihren Körper verweigert sie nicht, redet nicht von Kopfschmerzen oder von den Unarten der Männer. Nie ist sie mürrisch und nie tut sie so, als wollte sie sagen: Mach, dass du fertig wirst, du alter Bock – das denkt sie nur.
- In den ersten Jahren als Hure habe ich gelernt, dass Sex achtzig Prozent der Gedanken und Vorstellungen des Mannes ausfüllt. Wenn ihm aus übermäßiger Treue zu seiner ausgetrockneten Gemahlin die Frauen lange vorenthalten geblieben sind, hat er Bilder im Kopf, die einen jungen Sultan in die Erschöpfung treiben würden.

- Eine Hure ist nie ungebadet und nie unparfümiert. Sie ist immer frisiert und geschminkt, wenn der Mann da ist, und er erblickt sie in romantischem Lampen- oder Kerzenlicht.
- Sie schmeichelt ihm, mäkelt nie und macht ihn nicht herunter. Eine Hure stärkt das Ego des Mannes, seine Vorstellung, er sei bedeutend, vital, männlich, ein ganzer Kerl, ein echter Hengst, der Alkohol in rauen Mengen verträgt und spendabel ist wie kein zweiter, der faszinierendste Geschichtenerzähler, Witzbold und Draufgänger, den die Welt je sah.
- Die Aufgabe von einem guten Mädchen in einem Hurenhaus besteht darin, ihn dahin zu bringen, dass er das, was wirklich zwischen zwei Leibern vor sich geht, genießt – ein paar Spielchen und zuletzt dann die Auslösung der zum höchsten Punkt gesteigerten Nervenanspannung und Samenerguss. Wenn das unromantisch klingt, kann man nur sagen, dass Sex unromantisch ist.
- Eine Hure, so kam es mir immer vor, ist in mancher Beziehung einfach bloß eine besonders gute Frau. Zumindest in dem Lebensbereich, der besonders intim ist.

Matriarchat und Patriarchat

In der Zeit des **Matriarchats** herrschten die Frauen über die Männer und prägten damit nicht nur die Politik und Religion, sondern das gesamte gesellschaftliche Leben. Die Frauen waren es auch, die bestimmten, welchen Mann sie in ihrem Bett duldeten. Grob ausgedrückt, fand die Frau für den Mann einzig als Samenspender, Bodyguard und Arbeiter Verwendung. Das Prinzip „nur der Stärkste überlebt“ wurde auch in Bezug auf den Samen instinktiv übertragen. So suchte sich die Frau einen oder mehrere Männer mit den besten Voraussetzungen aus, denn das Ziel einer gesunden, starken Nachkommenschaft war nicht nur für die Spezies überlebenswichtig, sondern um Helden zu zeugen.

Das gegenseitige Auswahlverfahren von Mann und Frau ist heute vielleicht nicht mehr ganz so offensichtlich auf brauchbares Erbgut ausgerichtet, doch schwingen auch hier die alten kollektiven Zellinformationen bereits beim ersten Kennenlernen latent mit. Außerdem könnte man meinen, dass die heutige Stellung der Frau und ihr Verhalten im Außen in unserer Zeit nur in kleinen Unterschieden anders ist. Die Auswirkungen sind dieselben. Nur, zur Zeit des Matriarchats gab es Männer, die revolutionierten und sich nicht mehr dieser Frauendomäne unterordnen wollten. Da es immer mehr davon gab, ging es langsam, aber sicher in die Zeit des Patriarchats über.

Wir befinden uns heute im **Patriarchat**. Der Mann muss die Frau dominieren. Durch die Angst der Männer vor der sexuellen Kraft und Macht (das gebärende Prinzip) haben sie in all den Jahrtausenden alles unternommen, damit die Frau domestiziert wurde. Durch die Kirche und andere Institutionen wurde die Sexualität auf das Minimum der Fortpflanzung reduziert und die Frau als schlecht und böse dargestellt, was die Ängstlichkeit des Mannes vor der weiblichen sexuellen Lebenskraft verstärkte.

Solche alten Einflüsse haben Mann und Frau vergessen lassen, wie Sexualität wirklich gelebt und praktiziert werden könnte. Viele sind auf dieser Ebene emotional und seelisch verkrüppelt und begegnen einander aus der Angst heraus, vom anderen bestimmt zu werden. Dies erzeugt sexuelle Fantasien, die sich praktisch nur noch mit der sexuellen Befriedigung beschäftigen, wobei einer der Partner meistens eine untergeordnete Rolle spielen muss. Solche Emotionen und Bilder schieben sich störend zwischen die Partner und die Realität, was ihnen aber nicht bewusst ist.

UMA LIFE-Praxis

Weiblich, 31

Mein Name ist Linda und ich erzähle euch hier meine Geschichte meiner ersten großen Liebe.
Ich lernte Roman vor einigen Jahren bei der Arbeit kennen. Keiner von uns traute sich jedoch, etwas zu sagen oder den anderen anzusprechen. Er war in einer Beziehung mit einer anderen Frau und ich wurde von meinen Eltern und meiner Religion und Kulturzugehörigkeit so erzogen, dass ich mich nie in einen Nicht-Muslimen verlieben oder mich mit ihm binden durfte.

UMA:
Dieses Fallbeispiel erzählt, wie die Religion das Liebesleben einer jungen Muslimin beeinflusst.

Nach dem ersten Treffen mit Roman bei der Arbeit vergingen einige Wochen. Eigentlich war er nicht unbedingt mein Typ, jedoch schien er etwas an sich zu haben, das mich extrem fest anzog. Nach weiteren Tagen kam es dann zu einem erneuten Treffen und da nahm ich meinen Mut zusammen und sprach ihn ganz unverbindlich an. Schließlich vereinbarten wir, nach der Arbeit etwas trinken zu gehen, natürlich ganz kollegial, denn er war ja schließlich in einer Beziehung und ich durfte sowieso nicht mit einem Andersgläubigen etwas anfangen. Nach einiger Zeit erzählte mir Roman, dass er sich von seiner Freundin getrennt habe, denn er habe sich nicht mehr aufgehoben und wohl gefühlt bei ihr.

UMA:
Das hätte sie aufhorchen lassen sollen: Er sucht offensichtlich

in der Beziehung Geborgenheit, eigentlich eine weibliche Eigenschaft.

Von da an ergriff Roman auch vermehrt die Initiative, sodass ich an einem Nachmittag zu ihm und seinen Eltern nach Hause eingeladen wurde. Meinen Eltern hatte ich zu diesem Zeitpunkt einfach erzählt, dass ich ganz viele nette Kollegen und Kolleginnen bei der Arbeit getroffen hätte, mit denen ich nun nach der Arbeit viel unternehmen würde. Ich hatte Angst, dass meine Eltern dies rausfinden würden, denn schließlich arbeiteten sie auch in der Region und konnten uns so zu jeder Zeit per Zufall sehen.

UMA:
Sie schützt ihre Eltern, indem sie ihnen etwas nicht sagt, aus Angst, sie könnten es verbieten oder sie bestrafen.
Die Beziehung ist von Anfang an auf Heimlichkeiten, Unwahrheiten und Ängsten aufgebaut. Kann das gut gehen?

Wie gesagt, ich ging an diesem Nachmittag zu ihm nach Hause. Dort wurde ich von seinen Eltern ganz herzlich willkommen geheißen und auf Anhieb verstand ich mich mit seiner Mutter ganz gut. Nach einer Weile ging ich mit Roman in seine Wohnung und dort erzählte ich ihm auch gleich, dass ich eigentlich nicht bei ihm sein dürfte, und vor allem auch, dass meine Eltern nicht von diesem Treffen wissen dürften. Roman war ein wenig erstaunt darüber, jedoch berichtete er von Schulkameraden, die ebenfalls Muslime waren und die auch keine Beziehungen zu anderen Religionsangehörigen haben durften. Er zeigte mir auf diese Art, dass er mich verstand, und äußerte auch, dass er mich zu nichts zwingen oder stressen wolle. Ich fühlte mich in diesem Moment sehr verstanden und auch geliebt.
Ich erzählte Roman, dass ich in der Schweiz geboren und aufgewachsen war, jedoch hatte ich meine Wurzeln in der Türkei, d. h., meine Eltern stammen ursprünglich aus einem osteuropäischen

muslimischen Land. Meine Eltern waren immer sehr offen und zugänglich, was neue Kulturen und Religionen anging. Ich durfte so auch in der Schule mit den andern Kindern zu Weihnachten in die Kirche gehen, oder auch an anderen christlichen Festen teilnehmen. Nie war dies für sie ein Problem. Als ich dann in die Pubertät kam, waren meine Eltern immer wieder darauf bedacht, mir zu sagen, dass es wichtig ist, die Familienehre und die Würde der Familie zu wahren. Da ich das einzige Kind der Familie war, fühlte ich mich schon damals in der Jugendzeit unter Druck gesetzt, wenn nicht gar belastet. Jedoch hatte ich mir zu dem Zeitpunkt damals nie tiefgründiger überlegt, dass es wirklich mal so weit kommen wird, die Familienehre und -würde in die Waagschale mit meinem eigenen Leben und meinen eigenen Rechten und Bedürfnissen legen zu müssen.
Erst als ich an diesem Nachmittag mit Roman über die ganzen Vorstellungen und Hoffnungen, die meine Eltern und meine Verwandtschaft in mich hatten, sprach, wurde mir bewusst, dass ich mich nicht nur den Ansprüchen und Forderungen der Familie fügen konnte. Durch die Begegnung von Roman und mir wurde mir bewusst, dass ich etwas anderes wollte als das 08/15-Leben, das für ein Mädchen aus unseren Kulturkreisen vorgesehen war oder sein sollte. Ich hatte zu diesem Zeitpunkt große Angst, dass ich meine Eltern fest enttäuschen würde, und auch, dass ich ihr Vertrauen missbrauche, denn schließlich ging ich eine Beziehung ein, die mir von Anfang an verboten war.

UMA:
Lilith riskiert, in ihr erwacht dieser weibliche Anteil; sie ist bereit, eigene und neue Wege zu gehen. Zumindest glaubt sie es in diesem Moment.

Ich versuchte, so viel Zeit wie möglich mit Roman zu verbringen, und meinen Eltern gaukelte ich vor, dass ich mich mit verschiedensten Kollegen und Kolleginnen traf. Eines Tages kam ich mit meinem Vater auf das Thema Liebe zu sprechen und versuchte so von ihm zu erfahren, was er denn für Vorstellungen über meine zukünftige Beziehung bzw. über seinen zukünftigen Schwiegersohn hätte. Was würde er sich für einen Schwiegersohn vorstellen und was ginge für ihn gar nicht?

UMA:
Eva manipulativ und sehr trickreich. Sie lotet aus, wie weit sie gehen kann.

Die Konversation ging nicht lange, denn mein Vater erklärte mir auf liebe und anständige Art, dass ich mit einem Andersgläubigen niemals glücklich werden würde, denn dieser würde unsere Kultur, unsere Religion und auch unsere Sprache nie verstehen. Nach dem Gespräch mit meinem Vater musste ich lange darüber nachdenken und kam zeitweise auch zur Schlussfolgerung, dass es stimmte. Roman würde erstens die Sprache niemals lernen (dies hatte er mir so gesagt, dass ihm dies nicht so wichtig sei) und weiter könnte ich von ihm nie verlangen, dass er seine Religion ändern würde, nur damit er „in unsere Kreise passte".

UMA:
Die Zellinformation und das Patriarchat durch ihren Vater aus ihrer Kultur greift; ich bin die brave Tochter, die der Familie keinen Schaden zufügen darf und will.

Circa ein Jahr, nachdem Roman und ich uns auf eine Beziehung eingelassen hatten, wurde ich immer unglücklicher mit der Situation mit meinen Eltern. Ich fühlte mich bei ihm in allen Situationen und Lebenslagen aufgehoben und verstanden. Ich liebte Roman immer mehr.

UMA:
Glaubte sie! Lilith protestiert! Sie merkt, dass sie eigentlich nicht

so leben möchte, wie es ihr aus der Tradition vorgegeben wird.

Also versuchte ich auf eine neutrale Art und Weise, meine Eltern mit ihm bekannt zu machen. Ich erzählte meinem Vater, dass ein Kollege von mir diese Wanderung für uns planen würde, und ob es o. k. wäre, wenn er diese auch mit uns machen würde. Mein Vater wollte nicht unfreundlich sein und stimmte dem zu.

UMA:
Jetzt übernimmt wieder Eva unbewusst manipulativ.

Also trafen wir uns alle gemeinsam und machten eine Wanderung. Auf der Wanderung fühlte ich mich auf der einen Seite überglücklich, denn ich konnte mir so unser weiteres Familienleben für die Zukunft vorstellen (Romantik), und doch fühlte ich mich innerlich zerrissen und hätte zeitweise am liebsten losgeweint (Realität). Meine Eltern versuchten, die Fassung zu wahren, und hatten oft ein unechtes Lächeln und Interesse aufgesetzt. Nach der Wanderung fragten meine Eltern, was ich mit diesem Roman hätte, denn er sei mir oft näher gekommen, als dass es nur ein Kollege wäre. Ich kam in Panik und schwor ihnen, dass ich nichts mit ihm hätte, nur Kollegen seien wir.

UMA:
Die Rolle der braven Tochter, des gehorsamen Kindes: Ich tue alles, damit es meinen Eltern gut geht. Ein Spagat, der schwer zu leben ist. Welchem Herren will ich dienen? Den Eltern (Tradition) oder mir selbst (Individualität)?

So ging es ein weiteres Jahr lang, bis meine Eltern wirklich begriffen, dass ich für diesen Mann mehr empfand als nur Freundschaft. Meine Eltern begannen damit zu weinen, nichts mehr zu essen, schlaflose Nächte zu verbringen usw.

UMA:
Die emotionale Zange der Eltern setzt ein!

Mir tat es im Herzen weh, denn ich wollte meine Eltern nicht leiden sehen, denn trotz der Inakzeptanz, was die Partnerwahl anbelangt, waren sie sehr liebe, verständnisvolle Eltern für mich, die immer für mich da gewesen waren und gut zu mir geschaut hatten. Ich fühlte mich dafür verantwortlich, dass es meinen Eltern so schlecht ging, und doch wollte ich die Beziehung zu Roman nicht aufgeben, denn er zeigte mir so viel Liebe, Verständnis und er hatte große Hoffnungen in uns.

UMA:
War das wirklich das, was sie wollte? Eine Beziehung auf dem Leid ihrer Eltern aufgebaut? Ist sie genug selbstbewusst, in diese Herausforderung für sich zu gehen?

Mit meinen Eltern wurde es jedoch nur noch schlimmer, als sie definitiv herausfanden, dass ich mit Roman eine Beziehung führte, und dann begann für mich mein Lebenshorror: Mein Vater brach immer wieder in Wut- und Verzweiflungsanfälle aus; er schrie mich immer wieder an, zur Vernunft zu kommen, solange unsere Verwandtschaft nicht davon erfahren hatte – es sei alles noch „zu retten". Wenn die Verwandtschaft jedoch Wind davon bekommen würde, dann sei für ihn das Leben vorbei – er würde sich schämen, auf die Straße zu gehen und sagen zu müssen, dass ich seine Tochter sei. Ich könne sicher sein, dass ich keine Eltern mehr haben würde, wenn etwas ans Tageslicht komme. Meine Mutter drohte mir immer wieder, sich umzubringen – das war für mich sehr, sehr schlimm, denn ich konnte nicht wissen, was sie in der Verzweiflung und Wut wirklich tun würde. Dies ging mehrere Monate und gar Jahre so. Mit der Zeit versuchte ich, mich ein wenig von meinen Eltern zu distanzieren, um mich auch von diesen Drohungen und Aussagen entfernen zu können. Von Roman wurde ich immer unterstützt und beschützt – er tröstete mich und versuchte, mir Halt zu geben. Ich verstand dabei jedoch nie, wieso er sich dies über Jahre hinweg antat, denn schließlich konnte er viele andere Frauen haben, mit denen er nie eine solch komplizierte Beziehung führen müsste.

UMA:
Er zeigte den verständnisvollen Partner, der gebraucht wird, um sie zu stärken, stärkte dabei aber sein Selbstbewusstsein, nicht ihres. Sie hatte jetzt emotionale Abhängigkeit pur auf allen Seiten. Beide hatten den rechtzeitigen Absprung verpasst, keiner traute sich, eine Entscheidung zu treffen. Lieber so weitermachen, Augen zu und durch!

Meine Eltern versuchten, mir auf eher indirekte Art durch Äußerungen zu zeigen, dass sie ihn nicht akzeptieren würden, dass sie aber auch mich als Tochter nicht einfach verlieren wollten. Meine Mutter schaffte es auch, mir zu sagen, dass nicht er als Mensch das Problem sei, sondern seine Religion – diese sei mit der unseren nicht vereinbar. Ich konnte dies nicht verstehen, denn schließlich muss doch auf der Welt alles eine Lösung haben, und ob Muslime, Christ oder Buddhist, alle waren Menschen aus Fleisch und Blut! Mein Vater erzählte mir bei einem weiteren Besuch, dass er ihn nicht leiden könnte, da er nicht der Richtige sei für mich. Für ihn sei die Religion weniger das Problem als seine Lebensart. Gemäß meinem Vater hatte Roman zu anderen Frauen Kontakte und ich sei einfach ein Zeitvertreib für ihn.

UMA:
Der emotionale Stachel saß. Sie begann an der Beziehung zu Roman zu zweifeln, was der Vater beabsichtigte. Auch er war ein Sklave seiner Religion und musste deshalb so handeln.

Auf der einen Seite war ich sehr wütend über die Aussage meines Vaters – und doch traf es mein Gefühl und Empfinden. In der gesamten Zeit konnte ich nie zu hundert Prozent zu Roman stehen und ich fühlte mich auch immer zwischen Stühlen und Bänken stehend. Es gab Zeiten, in denen ich am liebsten alles hingeschmissen hätte, jedoch wollte ich nicht einfach aufgeben und wollte für mein Recht kämpfen. Für mein Recht, den Menschen lieben zu können, den ich wollte, und nicht für jenen, der in den „kulturellen oder religiösen Rahmen passte". Nachdem es bei meinen Eltern ruhiger geworden war, konnte ich die Beziehung zu Roman etwas distanzierter und offener betrachten. Mir fielen immer mehr Sachen auf, die ich während der gesamten Verliebtheit und während des gesamten Kampfes nicht eingesehen hatte.

UMA:
Der Verliebtere ist immer in der Ohnmacht und der Widerstand der Eltern erzeugte Widerstand in ihr, deshalb kämpfte sie.

Es kam eine Zeit, in der ich seine Nähe nicht mehr ertragen konnte, und da merkte ich, dass für mich etwas nicht mehr stimmte. Nach einigem Hin und Her konnte er dann zugeben, dass er mich schon von Beginn der Beziehung an mit anderen Frauen betrogen hatte. Ich war sehr enttäuscht und verletzt. Jedoch verstand ich nun, wieso ich wahrscheinlich die Jahre über nie voll zu ihm stehen konnte, denn irgendwo tief im Innern war bei mir eine Unsicherheit vorhanden.

UMA:
Ich würde sagen, sie sollte diese Aussage noch einmal überprüfen, ob sie nicht ein Alibi ist.

Durch die Beziehung zu Roman habe ich für mich gelernt, dass ich an erster Stelle mir selbst gegenüber ehrlich sein muss und

dass dies auch hilft, nach außen hin Ehrlichkeit und Wahrheit zu vertreten. Ich konnte während der gesamten Zeit mir gegenüber nicht ehrlich sein und mir nicht eingestehen, dass ich Mühe hatte, mich von der ganzen Sippe und Kultur zu distanzieren, um für meine Rechte einzustehen – „distanzieren" im Sinne von „aus einem anderen Blickwinkel" betrachten und nicht im Sinne von „sich völlig davon ablösen oder abkapseln". Ich bin manchmal immer noch wütend darüber, dass ich mich von meinen Eltern so in eine Ecke habe drängen lassen, und doch kann ich ihnen nicht böse sein, denn auf eine Art verstehe ich, dass sie mich schützen wollten. Jedoch verstehe ich nicht, wieso man das eigene Kind mit Selbstmorddrohungen und Erpressungen einschüchtern muss.
Ich bereue es nicht, die Beziehung geführt zu haben, jedoch würde ich heute vieles anders machen und vor allem mehr auf mich und meine Gefühle und Bedürfnisse achten.

UMA:
Aus meiner Erfahrung war diese Beziehung von Anfang an zum Scheitern verurteilt.

Die vielen Kompromisse, die aus Angst eingegangen wurden, die Drohungen und emotionalen Erpressungen, die Selbstverleugnung von beiden und letztendlich die mangelnde Bereitschaft aus der Angst heraus, wirklich etwas verändern zu wollen.

Sexuell kann für beide diese Partnerschaft nicht erfüllend gewesen sein. Denn durch die Angst, dass ich etwas Verbotenes tue und eine mögliche Strafe im Hinterkopf habe, kann ich nie und nimmer lustvoll und spielerisch meine Sexualität zulassen und lebe sie kontrolliert.

Deshalb hatte er von Anfang an sexuelle Nebenschauplätze. Lilith möchte schon; Ansätze sind da, etwas zu riskieren, aber sie übernimmt keine Verantwortung und trifft keine Entscheidung. Sie übergibt an Eva, die unbewusst manipulativ weitermacht.

Emotionale Erfahrungen bringen uns weiter, wenn wir sie nicht bewerten, was uns meistens sehr schwerfällt.

Sie hat jetzt die Möglichkeit, eben aus dieser Erfahrung heraus, sich einen gleich stark gläubigen Partner zu suchen und dem Wunsch der Eltern zu entsprechen, um so zu zeigen: Was bin ich doch für eine liebe, gehorsame Tochter. Dann bleibt sie das ewige Kind und löst sich nicht vom Elternhaus ab, bleibt emotional abhängig. Möglicherweise findet sie auch einen gleichgläubigen Partner, den sie liebt und mit dem sie ihre Weiblichkeit und Sexualität leben kann.

Oder aber sie lässt sich auf einen sogenannten nicht gläubigen Partner ein, den sie wirklich liebt, und lebt konsequent ihre Weiblichkeit und Sexualität, ohne sich an äußere Anforderungen zu halten. Was dann eine Ablösung vom Elternhaus unwiderruflich zur Folge haben würde. Eine Entscheidung wird sie treffen müssen. Dann, wenn sie bereit ist, für diese Entscheidung Verantwortung zu übernehmen.

Das Erbe des Mannes: Das Männliche im Vergleich zu Eva und Lilith

Die Gleichwertigkeit, die Adam Lilith abgesprochen hat, lebt in den Adams von heute weiter.

- Wo stellst du dich nicht?
- Wo und wann fliehst du als Mann vor dir selbst?

Offensichtlich ist der Mann heute immer noch von Ängsten aus der Zeit des Matriarchats geprägt, weshalb er die Dominanz und Macht der Frau nur sehr punktuell zulässt, wenn überhaupt. Doch auch das Patriarchat hat beim Mann seine Spuren hinterlassen, denn spätestens dort wurde ihm die maßgebende Rolle der Gesellschaft auferlegt. Dieses fordernde, gewissermaßen allein festlegende Handeln kann nebst der gewonnenen Macht und Freiheit auch die Angst vor dem Versagen hervorbringen. Der heute herrschende Leistungsdruck und die Last der hohen Erwartungen verdeutlichen das.

Die Spannung, ein sogenannter „männlicher Mann" sein zu müssen, ist ein kollektives Problem. Sehr viele Männer sind durchdrungen von Glaubenssätzen wie „ich muss stark sein" und wollen unbewusst auch noch die Glanzrollen eines Helden oder eines weißen Ritters bewerkstelligen. Durch diese Angst muss „man/Mann" kontrollieren und kompensieren. Wegen der eindeutigen Ziel- und Ergebnisorientierung definiert er sich deshalb einzig über das Tun: „Was muss ich tun und was kann ich?"

In meiner Praxisarbeit mit Kindern und Jugendlichen kommen laufend irgendwelche Hollywoodwunschfiguren zum Vorschein und auf die Frage: „Möchtest du Held, Ritter oder ein Räuber sein?", bekommt der Held in acht von zehn Fällen den Zuschlag. Auch wenn es schwer zu glauben ist, fällt außerdem auf, dass die Jungens nicht wirklich konfliktwillig sind. Sie tendieren eher als Mädchen dazu, einen einfacheren, harmonischeren Weg zu wählen. Solche Auffälligkeiten können ab und an schon zu denken geben.

Welche Rollen sind es denn nun, die ein Mann im heutigen Verständnis zu beherrschen hat? Der Beschützer, Versorger, der Starke, Erfolgreiche, Souveräne und gleichzeitig guter Liebhaber? Den Preis, den ein Mann für all diese Leistungsattribute bezahlen muss, ist der Verlust seiner ganz individuellen Identität, was auch die drastisch steigende Impotenz bei Männern erklären könnte. Und hier kommt selbstverständlich die Frau mit ins Spiel, denn sehr häufig übt sie unbewusste Macht aus, was den Mann wiederum unbewusst immobilisieren kann. Doch auch eine alte „Weisheit", dass eine Frau für Sex immer bereit wäre, wenn sie wollte, kann in einem Mann den Druck implodieren und verdampfen lassen.

Dies gibt der Frau einen weiteren Machthammer in die Hand, den sie unbewusst nutzt und für ihre Bedürfnisse einsetzt. Wenn der Mann nun auch noch von alten Mustern so stark geprägt ist (z. B., weiße Ritterspiele spielen zu wollen), ist er unweigerlich in der Macht der Frau gefangen. Diese unbewusste Klemmzange lässt bei so manchem „die Männlichkeit" im wahrsten Sinne des Wortes erschlaffen.

Ein Mann wiederum kann eine Frau damit bestrafen, indem er sich ihr verweigert, sie also nicht nimmt. Dies kann in denjenigen Partnerschaften öfter vorkommen, in denen die Frau durch ihre Mutterrolle mehr Macht ausübt. Hier kommt dann auch zum Tragen, wie der Mann als Junge seine Mutter gesehen und erlebt hat.

- Welche Ängste vor dem Weiblichen stecken in deinem Unterbewusstsein?

Das Prinzip der Polarität bestätigt sich ganz deutlich auf der Ebene von Mann und Frau. Denn ein Mann kann seine Männlichkeit nur im Spiegel der Frau erkennen. Wenn die Frau selbst nun auch keine „echte" Frau ist, bleibt die Bestätigung für den Mann und seine Männlichkeit aus. Das heißt also, wenn die Frau ihre gegensätzlichen Anteile in sich (Heilige und Hure – oder Eva und Lilith) verleugnet, ist es auch für den Mann fast unmöglich, seine konträren Bereiche zu erkennen, zuzulassen oder, darüber hinaus, zu leben. Ein Mann kann demnach nur an einer ganzen Frau zu einem ganzen Mann werden und umgekehrt natürlich genauso, denn der Partner ist immer der Spiegel unerlöster Sehnsuchtsaspekte in einem selbst. Der Spiegel von Mann zu Frau ist seine eigene Männlichkeit. Der Spiegel von Frau zu Mann ist ihre eigene Weiblichkeit.

Wenn wir noch einmal die Geschichte mit der Vertreibung aus dem Paradies zugrunde legen, gibt Adam Eva die Schuld dafür und lehnt deshalb unbewusst seine weibliche Seite ab. Ein Mann kann jedoch erst dann stark sein, wenn es ihm gelungen ist, seine weibliche Seite in sich anzunehmen und zu entwickeln. Diese weibliche Seite stellt allerdings eine seiner größten Ängste dar, denn sie ist damit auch seine manipulative Seite. Doch auch hier gilt, dass es das eine nie ohne das andere gibt.

Entscheidend ist außerdem, wie das Kind früher seinen Vater gesehen und erlebt hat. Ist beim Heranwachsen in einem Jungen die Überzeugung gereift, „ich will nie so werden wie mein Vater“, so bedeutet dies nichts anderes, als dass er damit bestimmte Verhaltensmuster seines Vaters verleugnet und als nicht gut bewertet. Er verschließt sich damit seiner persönlichen Männlichkeit und lässt die eigene individuelle Art, als Mann zu leben, mit dieser Selbstverleugnung nicht zu. Wo bleibt denn nun der wilde Teil des Mannes, wenn die Kompensation über das Leistungsprinzip alles erstickt?

Der wilde Mann

Der wilde Mann, der das Animalische ausstrahlt, wo ist er geblieben? Ist dieses animalische Wesen beim Versorger-, Leistungsträger-, Helden- und Ritterspielen verloren gegangen? Oder aber haben es die Feministinnen mit ihren Argumenten und Auftritten in der Männerwelt vertrieben? Der Mann muss sich ja heute noch mehr verleugnen, um seinen Platz in der Frauenquote halten zu können. Wehrt er sich und zeigt Kampfbereitschaft, muss er sich den „Macho“ als Vorwurf gefallen lassen. Andersherum „hat er nichts in der Hose“. Das scheint offensichtlich nicht der Mann zu sein, den sich eine Frau vorstellt.

Scheinbar realisieren Frauen nicht, wie sehr sie die Männer verunsichern und mit ihren hohen Anforderungen und ständigen Nörgeleien verhindern, dass sie sich zeigen können, wie sie sind. Anhand der eigenen individuellen weiblichen Konditionierungen wird immer wieder versucht, Einfluss zu nehmen, weil man ihn anders haben will.

- Wollen Frauen wirklich Marionetten, mit denen sie spielen können?

- Würden Männer ihren Partnerinnen die Wahrheit sagen, wenn diese fragen würden, ob er sich ihnen gegenüber so zeigen kann, wie er wirklich ist?

Ein Mann, der Angst vor einer Frau hat, wird nie sein wirkliches Sein zeigen. Er wird sich auch in der Sexualität zurückhalten und seine Ohnmacht auf einer anderen Bühne kompensieren.

Kompensation entsteht immer dann, wenn man sich ein Bedürfnis nicht eingesteht. Durch den Kompensationsstress kommt der Mann nicht dazu, eine eigene Identität aufzubauen oder diese zu erkennen. Aus welcher Motivation heraus auch immer: Er wird sich weiterhin den äußeren Umständen anpassen. Sei es, um nicht alleine zu sein, aus Angst, die Familie zu zerstören, oder um die Lüge, dass eigentlich alles in Ordnung ist, zu bestätigen. Selbst wenn dies bedeutet, dass er seine Sexualität nicht so leben kann, wie er es sich insgeheim wünscht.

Der angepasste Mann

Es gibt demnach also nicht nur die angepasste Frau, sondern auch den angepassten Mann. Auch wenn es auf den ersten Blick nicht so aussehen mag, weiß ich aus Erfahrung, dass Männer es sehr viel schwerer haben als Frauen. Denn zwischen der „Supermann-Nummer“, die er sich selbst auferlegt, und dem verständnisvollen „Schmusebär“, den sich die Frauen vielleicht manchmal wünschen, liegt ein „Tanz“ auf rohen Eiern. Bei jedem scheinbaren Fehltritt geht etwas zu Bruch und wenn die Sauerei nicht gleich beseitigt werden kann, bleiben Flecken zurück. Kein Wunder also, wenn sich Männer aus Unsicherheit „sicheren“ Boden aussuchen und sich lieber den unmännlichen Umständen im Außen anpassen.

An dieser Stelle treten Männer sehr häufig funktionalen Partnerschaften bei, anstatt sich auf eine Liebesbeziehung einzulassen. Solche Beziehungen unterliegen dann meistens einem unterschwellig abgeschlossenen Vertrag, der das „was gibst du mir, wenn ich dir das gebe, was du brauchst?“ regelt. Dass dabei die Beziehung, mitsamt den „Vertragspartnern“, verkümmern muss, erscheint eine fast schon logische Folge.

Kann sich nun eine Frau einem Mann in ihrer ganzen Wahrheit zeigen, traut sich auch ein Mann, zu seinen individuellen Aspekten zu stehen. Beide geben sich damit gegenseitig eine Chance, ohne dass der Bewertungsstempel „für gut befunden“ oder „durchgefallen“ zum Einsatz kommen muss.

- Wie willst du dich einem Partner zumuten, wenn du dich dir selbst nicht zumutest?

Männer verführen

Frauen lieben es, mit Männern zu spielen und sie zu verführen. Da Männer visuell veranlagt sind und fast immer Sex wollen, ist dies jedoch kein Kunststück und jeder Mann, der das nicht zugibt, belügt sich selbst.

Ein Mann definiert seinen Selbstwert sehr stark über die Sexualität, weshalb für ihn die sexuelle Verfügbarkeit der Frau sehr wichtig ist. Oftmals ist dies für einen Mann der wichtigste Punkt im sogenannten Tauschhandel. Hat nun wiederum eine Frau einen Mann verführt, erwartet sie, dass auch er seinen Teil des Deals erfüllt, schließlich gab sie ihm ja Vorkasse.

Eine weitere unrealistische Haltung der Frau, die leider noch allzu oft im Raum steht, ist, dass sie denkt, je mehr sie sich dem Mann in der Sexualität hingibt (wobei „hingeben" das falsche Wort ist, denn sie will ja damit etwas bezwecken und erreichen), umso mehr würde er sie lieben. Doch Männer denken nicht so kompliziert, im Gegenteil: Die Frau wird eher als leicht zu habendes Subjekt gesehen und kein Mann möchte in seinem tiefsten Inneren eine Frau (eventuell die Mutter seiner Kinder), die leicht zu haben ist. Hier gilt der Spruch: „Willst du etwas gelten, dann mach dich selten."

Männer beschützen

Sex gilt als physischer Vollzug der Liebe und sorgt für Hormonausschüttung, Nähe und Bindung. Was aber nicht thematisiert wird, ist, dass Sex in einer festen Beziehung einen pragmatischen Zweck hat; er soll die Liebe beschützen. Deshalb ist es für eine Frau so demütigend, verlassen zu werden, und sie wird bewusst oder unbewusst auf Rache sinnen und das Mittel, das sie benutzt, ist eben die Sexualität.

Sex ist eine Art Partnerschaftsversicherung. Was haben uns unsere Mütter erzählt und vorgelebt? Du musst deinem Mann dienen, du musst dich zurücknehmen, mach ihn glücklich (was auch immer damit gemeint war), sonst tut es eine andere. Er soll von anderen Frauen und vom Fremdgehen abgehalten werden. Doch diese Gefahr besteht immer und gerade aus dieser Angst heraus mutiert die Frau zum Muttertier und verliert damit den Status der Geliebten.

❖ Kein Partner vögelt sein Versorgungssystem.

Männer bestrafen

Sex ist ein starkes Kompensationsmittel, das zum Zweck der Rache – um dem Partner Hörner aufzusetzen, der vielleicht untreu war – gut herhält. Aus meiner Erfahrung kann ich sagen, dass Frauen mit ihrem Rachedurst sehr viel offener umgehen als Männer. Eine Frau ist eher bereit, offen eine Affäre zu leben als ein Mann. Denn was nützt die ganze Racheaktion, wenn er es nicht erfährt?

Die schlimmste Strafe für einen Mann ist jedoch, wenn die Frau sich sexuell verweigert oder ihn spüren lässt, dass sie gnädigerweise mit ihm Sex hat, was sich dann „Gnadennummer“ nennen lässt.

Was sich Männer heute wünschen

Auch Männer haben vielschichtige sexuelle, erotische und zärtliche Bedürfnisse und Wünsche. Sie wollen Leidenschaft und Zärtlichkeit, Reiz, Spannung und Vertrautheit, Eroberung und Hingabe.

Männer wie Frauen wissen aber oft zu wenig über Sexualität. Fehl- und Vorurteile prägen das Bild. Männer wollen ihre Sexualität vielseitig, selbstbewusst und physisch ausleben. Sie wollen mehr Austausch in der Beziehung, mehr Offenheit und Entdeckungsfreude, weniger Macht- und Ohnmachtkämpfe und keine emotionalen Dramen. So, wie es gerade in diesem Moment passt, denn Sex soll befreien.

Sex mit Lust und Freude bedeutet körperliche Nähe und sexuelles Handeln in gegenseitigem Einverständnis und Respekt.

Gerade aus diesem Grund sollten Frauen die Männer vor dem „Generalverdacht sexuelle Belästiger" zu sein entlasten. Immer mehr Männer realisieren heute, dass sie auf der persönlichen, individuellen Weiterentwicklungsebene sehr viel nachzuholen haben. Im Rahmen der Geschlechtergleichstellung sind Männer heute eher bereit, sich dazu Hilfe zu holen. Dies beweist der stetig zunehmende Männeranteil in meiner Praxis. Doch noch immer werden sie für dieses Eingeständnis, besonders von Frauen, als Jammergestalt eingestuft.

Für Frauen ist es meist sehr schwierig, die Wünsche und Bedürfnisse der Männer zu akzeptieren, denn dies würde bedeuten, dass sie ihren Machtstatus aufgeben müssten, um sich in der Gleichwertigkeit zwischen Männlichem und Weiblichem wiederzufinden. Aber sogar Lilith ist archetypisch nicht nur weiblich. Nein, sie forderte Adam heraus, für ihre Gleichwertigkeit einzustehen, ohne Wenn und Aber.

Es geht also nur über das Prinzip der Gleichberechtigung und Gleichwertigkeit in der Beziehung untereinander, aber auch in uns selbst. Damit stärken Frauen die Männer in ihrem Mannsein und lernen dabei, sie mit ihren Bedürfnissen anzuerkennen und zu akzeptieren. Lasst deshalb die „Schuldkeule" mit allen uns zur Verfügung stehenden Mitteln im Schrank, liebe Frauen. Oder lasst diese, statt auf die Männer, auf unsere alten Machtkonstrukte niederdonnern.

UMA LIFE-Praxis

Männlich, 42

Ich empfand meine Mutter nicht als herzlich und warm. Sie war für mich und meine Geschwister immer da und liebte uns, konnte das aber nicht einfach zeigen. Sie lebte es aus, indem sie für uns sorgte. Aber so herrlich in den Arm genommen und geknuddelt wurde ich selten. Sie war eher zurückhaltend, unsicher und steif. Bei Müttern von Freunden war das anders.

UMA:
Hier zeigt sich schon das erste Mangelbedürfnis. Seine Mutter hatte nicht diese Wärme und Herzlichkeit, die er für sich brauchte und erwartete. Das wirkt sich dann auch in der Partnersuche und auf sein Frauenbild aus.

Eine der ältesten Erinnerungen, die sich mir eingebrannt hat, ist, wie sie verzweifelt die Treppe runterfiel und wir kleinen Kinder hilflos danebenstanden. Sie und mein Vater waren damals sehr zerstritten, das weiß ich noch. Ich wollte ihr helfen, war aber zu klein.

UMA:
Ein Kind will unbewusst immer den schwächeren Elternteil unterstützen; das heißt in diesem Fall, er sieht seine Mutter schwach und will ihr helfen, was nicht die Aufgabe des Kindes ist. Das Kind ist immer der/die Kleine und der jeweilig betroffene Elternteil trotz vermeintlicher Schwäche der/die Große.
Dass er bewusst nicht helfen konnte („ich war zu klein"), erzeugt in ihm ein Mangelbewusstsein und ein Schuldgefühl, das er als Erwachsener ausgleichen möchte. Wir werden es lesen.

Mein Vater war unkompliziert und herzlich. Aber wenn er meine Mutter schlecht behandelte, stand ich auf ihrer Seite. Je älter ich wurde, desto mehr ging ich in Opposition. Die Sexualität meiner Eltern erlebte ich als sehr versteckt, schamhaft und kaum vorhanden. Ich half auch meinen Schwestern gegen den Vater, stand schützend vor ihnen.

UMA:
Ich frage jetzt ganz bewusst, warum ist der Vater so? Hat das mit seiner Frau zu tun? Hier sind wir wieder bei der Mutterrolle der Frau, die ihr die ganze Macht gibt. Männer stehen dieser Macht meistens sehr hilflos gegenüber. Sie verehren einerseits die Mutter in der Frau, aber auf der anderen Seite vermissen sie ihre Partnerin, die, bevor sie Mutter wurde, Geliebte war. Ich habe das schon erwähnt, Männer stehen da völlig verständnislos vor diesem Problem.
Da sich ein Mann über die Sexualität als Mann definiert, seine Identität als Mann aus dieser Rolle holt, wird es zunehmend schwieriger, diese Energie zu kompensieren, ohne aggressiv zu werden.

Ich glaubte auch später, Frauen beschützen zu müssen, falls es nötig war. Ich glaubte, ich müsste Frauen glücklich machen, vor allem in meinen späteren Beziehungen.

UMA:
Durch dieses Männerbild, das ihm sein Vater vorgelebt hat, ist angelegt, dass er sich entscheidet, nicht so aggressiv zu werden wie sein Vater. Der unbewusste Satz in ihm ist immer präsent: „Ich werde nie so wie mein Vater." Also geht er, so wie das Pendel in die eine Richtung ausschlägt, in die entgegengesetzte Richtung. Er wird zum Ritter, der die Frauen hofiert und auf Händen trägt. Will eine Frau so einen Mann? Wenn ja, was sucht sie dann unbewusst für einen Ausgleich?

Nach verschiedenen Freundinnen, die mir nicht viel bedeuteten, hatte ich eine längere Beziehung zu einem Mädchen, das mir wichtig war. Sie hatte mich in der Hand und verarschte mich öfters. Ich konnte mich nicht wehren, sondern machte auf Güte. Als sie Schluss machte, bettelte ich um ihre Liebe und sie demütigte mich.

UMA:
Hier sehen wir wieder die Bedürftigkeit von ihm; er tut alles, damit man ihn mag und lieb hat. Er hat nicht nur nach Liebe gebettelt, sondern auch, um gedemütigt zu werden. Kein richtiger Mann würde das mitmachen. Hier wiederhole ich mich wieder; es kann kein Mann zum Manne werden, wenn er sich nicht der konstruktiven Macht einer Frau stellt.

Später rannte ich jedem Rock nach, bei dem ich eine Chance witterte. Ich wollte jemanden, der mich liebte, und ich tat vieles dafür! Als ich meine zukünftige Frau kennenlernte, waren wir zuerst nur befreundet. Als sie ins Spital musste für eine OP, bot ich mich an, sie zu begleiten. Wir verliebten uns. Ich tat alles für sie, auch für ihre Kinder, die sie mit in die Ehe brachte. Ich gab meine Wohnung und kann sagen auch mein bisheriges Leben auf und zog zu ihr.

UMA:
Super, jetzt kann er seine Ritterrolle ausfüllen. Die Definition und Identifikation des Mannes als Ritter findet eine Aufgabe, um diese Rolle zu nähren.

Endlich hatte ich eine Aufgabe gefunden und eine Frau, die mich brauchte. Ich kriegte dafür Liebe, Anerkennung und Sex. Ich glaubte, endlich angekommen zu sein. Aber ich sorgte die ganze Zeit nur für andere.

UMA:
Er glaubte, Liebe, Erfüllung, Anerkennung und Sex zu bekommen, weil er es sich so zurechtgelegt hat. In Wirklichkeit hält er nur seine Selbstverleugnung aufrecht, indem er seine falsche Identität stärkt. Er hat unbewusst bis zu diesem Zeitpunkt alles getan, um an diesen Punkt zu kommen. Wenn ich diese falsche Identität des Ritters ablegen soll, so stellen sich unweigerlich folgende Fragen: Was habe ich dann noch? Wer bin ich dann noch? Nein, lieber halte ich an dieser Rolle fest, dann weiß ich, was ich habe und wer ich bin – und wenn es noch so weh tut.

Mein Chef hatte ein Burn-out, meine Frau war in einer Erschöpfung. Ich spielte überall Feuerwehr, bis ich zusammenbrach. Von da an begann meine Frau, mich zu verachten.

UMA:
Nein, sie hat ihn von Anfang an nicht „für voll" genommen, um in der Umgangssprache zu bleiben. Sie suchte unbewusst einen schwachen Mann, weil sie selbst schwach war und diese Schwäche bei sich selbst nicht sehen und anerkennen konnte. Deshalb übertrug sie wiederum unbewusst ihre Schwäche auf den Partner.

Ich hatte mich instrumentalisieren lassen, das ging jetzt nicht mehr. Sie forderte immer mehr, für mich war das unbegreiflich. Ich versuchte, alles richtig zu machen, und machte doch alles falsch. Meine Welt brach zusammen, mein Burn-out war die Wende.

UMA:
Er war total erschöpft vom Ritterspielen. Ich würde sagen, er hat sich völlig ausgepowert, um Anerkennung, wie supertoll er als Mann ist, zu bekommen. Ein Burn-in wäre richtiger, denn es geht nur weiter, wenn ich mir das bewusst mache; nicht

davonlaufe, sondern stehen bleibe und hinterfrage, was es mir zu sagen hat. Wenn ich also nach innen reflektiere und bei mir selbst nachfrage.

Sobald ich stark genug war, wollte ich sie verlassen und mein Leben in meine Hand nehmen.
Ich suchte nach dem „Warum" für meine Sackgasse.

UMA:
Das „Warum" ist einfach: Es ist der berühmte „Point of no Return" erreicht. Nur im tiefsten Schmerz liegt die Lösung.
Durch das Gefühl in der Kindheit, seiner Mutter nicht helfen zu können, hat er ein unbewusstes Schuldgefühl dem Weiblichen gegenüber. Er hält sich für nicht gut genug und es wird nie genug sein. Er glaubte zu dieser Zeit, dass er an der ganzen Situation schuld sei. Aber dazu gehören immer zwei, die sich mit ihren Mustern genau den Partner aussuchen, der ihnen in der Reflexion das zeigt, was man selbst nicht anschauen kann und will. Der Geschlechterkampf im Außen anstatt bei sich selbst.

In der 1. Sitzung sagte mir Ursula: „Keine Schuldzuweisungen nach außen mehr, du bist ganz alleine für dein Leben verantwortlich." Das brannte sich bei mir ein. In den folgenden Jahren lernte ich im Remember-Prozess® und in den Seminaren bei Klaus und Ursula, hinzuschauen und meine Themen zu erkennen. Als ich später wieder Frauen kennenlernte, die mich interessierten, stellte ich mit Schrecken fest, dass ich wieder im selben Muster gelandet war und die Alarmglocken bei mir schrillten.

UMA:
Die Muster bleiben, man lernt nur besser, mit ihnen umzugehen, wenn sie einem bewusst sind, sie schneller zu erkennen und sie nicht zu bewerten.

Ich lernte immer mehr, mein Leben selbst zu bestimmen. Was reizte mich, was war mir wichtig? Ich übte, mein Leben so zu leben, wie es mir entspricht. Ich brauchte es den anderen immer weniger recht zu machen, erkannte meine Bedürfnisse und begann, mich zu wandeln, in mich reinzuhorchen, meinen Gefühlen zu folgen, statt immer nach außen zu schauen. Ich hatte gemerkt, dass ich bisher immer als Retter und Helfer unterwegs gewesen war, um Anerkennung und Liebe von außen zu kriegen, da ich sie mir selbst nicht geben konnte. Meine Abhängigkeit vom Außen war das. Auch glaubte ich nicht, zu meinem Mannsein und meinen sexuellen Trieben und Bedürfnissen stehen zu dürfen.

UMA:
Diese brutale Selbsterkenntnis ist der beste Weg zur emotionalen Unabhängigkeit. Die Veränderung beginnt immer im Inneren, im Außen ist es nur Verbessern.

Ich musste lernen, mir meinen eigenen Wert zu geben. In meiner letzten Beziehung, die ich als „Trainingslager“ bezeichne, wurde ich überprüft und hab gemerkt, dass ich nicht mehr um jeden Preis an einer Frau festhalten würde. Obwohl ich ihr noch zu wenig meine Bedürfnisse dargelegt hatte, waren mir doch die Werte meines Lebens am wichtigsten. Diese Frau überprüfte auch meine Männlichkeit in der Sexualität. Als die Beziehung zu Ende war, erkannte ich, wie sehr mich diese Erlebnisse meiner Themen bewusst gemacht hatten und mich stärkten.
Ich stehe heute an einem ganz anderen Ort als noch vor Jahren. Ich merke, was mir wichtig ist, was ich brauche, wie ich funktioniere, und lasse mir das von niemandem mehr nehmen!

UMA:
Ich möchte anfügen, dass er sich sehr konsequent seine Muster und Konditionierungen angeschaut hat; es war nicht immer

leicht. Die Überprüfung seiner neuen Einstellung und Sichtweise zu sich selbst war im Alltag gewiss nicht schmerzfrei. Seinen Ängsten, vor allem den Frauen gegenüber, stellt er sich, läuft nicht mehr davor weg oder kompensiert sie. Er ist drangeblieben, ist heute ein Mann, indem er sich seine sexuellen Bedürfnisse ohne Bewertung anschaut, selbst für die Erfüllung verantwortlich ist und mit der Macht, auch wenn sie manipulativ einherkommt, sehr gut umgehen kann. Nein, er ist kein Adam mehr. Er ist sich seines Wertes bewusst.

Beruflich macht er das, was er schon immer wollte, und glaubt mir, es kam wie von ganz allein. Ich sage immer, es kommt auf die innere Einstellung an, und eben nicht nur darauf, den Job zu wechseln. Auf der Partnerschaftsebene ist er selbst verantwortlich für die Erfüllung seiner Bedürfnisse; er lebt seine Sexualität so, wie es für ihn in Ordnung ist.

Er ist kein Spielball machtvoller Frauen mehr; er durchschaut diese Spielchen, indem er sich selbst als das Wichtigste in diesem Leben wahrnimmt und nicht glaubt, helfen zu müssen, damit andere ihre Bedürfnisse erfüllt bekommen – und er auch noch dafür verantwortlich ist.

Das ist Selbstwert, kein Egoismus. Der Ritter in ihm wird nie sterben, er bleibt. Er setzt ihn jedoch bewusst ein, so wie ein Schauspieler seine Rolle auf der Bühne.

Vom unbewussten zum bewussten Sein

Da alles uns einmal bewusst Gewordene nicht mehr ins Unterbewusstsein verdrängt werden kann, ist es nun an der Zeit, uns unsere Wahrheit anzuschauen und mit den Alibis und Ausreden aufzuhören. Denn wenn wir ehrlich zu uns sein wollen, sind alle Vorwände nichts anderes als Rechtfertigungen, um unsere Selbstverleugnung aufrechtzuerhalten.

Die eigene Macht abzulehnen, ist die erste und damit entscheidende Form von Machtmissbrauch. Wer seine naturgegebene Macht nicht ausdrückt, versagt sich und seiner Umwelt einen wichtigen Teil seiner selbst. Und er lässt sich zu äußeren Machtdemonstrationen verleiten, um sein Selbstbewusstsein aufzupolieren – eine weitere Form von Machtmissbrauch. Da die Demonstration von Macht eine Kompensation der Ohnmacht ist, ist sie in jedem Falle nun eine Manipulation.

Wie kommen Menschen überhaupt auf die Idee, ihre Macht zu unterdrücken? Sie fürchten sich vor ihrem Zerstörungspotenzial. Sie betreiben damit auch keine Selbsterkenntnis. Aus Angst und um sicherzugehen, dass sie niemanden verletzen und um nicht selbst verletzt zu werden, verzichten sie lieber auf die ganze Macht und verstecken sie hinter einer Maske von Friedlichkeit und Harmonie. In jedem Fall aber wendet sich diese blockierte Kraft gegen sie selbst, indem sie einen Teil ihrer Lebenskraft zur Unterdrückung der eigenen Macht verbrauchen. Anstatt einfach zu sagen, was sie wollen, oder wenn nötig ihren Unmut auszudrücken, tragen sie ihre Machtkämpfe im Inneren aus und bekämpfen sich dadurch unbewusst selber. Wer sich dann erschöpft und kraftlos fühlt, braucht sich nicht zu wundern.

Wer seine eigene Macht nicht in Anspruch nimmt, wird sich von jedem bedroht fühlen, der Macht hat. Dabei sind sie es selbst, die den anderen durch ihre „unbewusste Selbstabwertung" erst die Macht verleihen. Wohlgemerkt: Es ist nicht umgekehrt! Erst wenn sie ihre innere Einstellung als die eigene Schöpfung anerkennen, brauchen sie sie nicht länger als Teil ihrer vermeintlich objektiven Identität im Außen zu bestätigen.

Die Menschen sind also ganz allein selbst verantwortlich für alles, was ihnen „zustößt". Aber es stößt ihnen eben nichts zu, sondern sie kreieren es selbst! Unter diesen Umständen ist es kein Wunder, dass es vielen so schwerfällt, ihre eigene Macht vollständig anzunehmen und ihre Lebensaufgabe zu erkennen. Sie müssten ja die Idee aufgeben, jemals Opfer zu sein; schlimmer noch: Sie müssten sich selbst als Täter anerkennen. Denn nur der Täter hat die Macht! Und genau deshalb kann der Weg zur eigenen Macht nur über die Selbsterkenntnis und Eigenverantwortung führen.

UMA LIFE-Praxis

Weiblich, 60

Meine Eltern haben geheiratet, weil ich unterwegs war. Die Ehe ist schnell schiefgegangen und sie haben sich scheiden lassen. Die ersten Jahre haben sie sich gut um mich gekümmert und waren für mich da. Doch dann bekam die zweite Frau meines Vaters eine Tochter. Die stand jetzt für ihn im Mittelpunkt. Kurz darauf heiratete meine Mutter und die Verletzungen fingen damit an, dass ich nicht einmal zur Hochzeit durfte; ich war damals fünf Jahre alt. Kurz davor wurde mein Bruder geboren und zwei Jahre später meine Schwester. Alles drehte sich um die beiden. Meinen Vater sah ich erst noch alle 14 Tage, später zog er weg und ich sah ihn nur noch einmal im Monat. Ich durfte ihn auch zwischendurch nicht einmal anrufen. Noch hatte ich das Glück, nahe bei meinen Großeltern zu wohnen. Dahin ging ich immer, wenn ich das Gefühl hatte, zu Hause nur im Weg zu sein, und keinen Ärger haben wollte.

Ich hatte viele Freunde, so war ich selten zu Hause. In den Ferien fuhr ich zu verschiedenen Verwandten. Sie beschrieben mich als sehr anhänglich und gefallsüchtig. Ich wollte immer alles recht machen, damit ich nicht wieder nach Hause musste.

Inzwischen spielte mein Stiefvater und die Geldsorgen wurden sehr groß. Dann zogen wir um. In dieser neuen Stadt kannte ich niemanden und mir waren die Stadtkinder fremd. Ich war ein Landkind, ich wurde immer einsamer. Meine Mutter ließ immer öfter ihren Frust an mir aus. Immer war ich nur im Weg. Zu dieser Zeit fiel zum ersten Mal dieser Satz: „Ich hab dich nur bekommen, damit mein Leben einfacher wird; stattdessen hast du alles noch schwerer gemacht.“ Ich wurde immer öfter geschlagen. Sobald ich etwas in Frage stellte, hatte ich eine Ohrfeige sitzen. Ich entdeckte nun, dass Essen trösten kann; ich fing an zu hamstern. Dafür bekam ich den Hintern voll, mit einem Holzlöffel oder was gerade greifbar war.

Wenn ich an meine Mutter zu der Zeit denke, dann trinkt sie entweder mit ihren Freundinnen rauchend Kaffee oder sie brüllt mich an. Mein Vater spielte da schon keine Rolle mehr. Ich klagte ihm mein Leid, aber er unternahm nichts.

An einem Tag, ich war dreizehn, hat mein Stiefvater mich mit seinen Arbeitsstiefeln verprügelt, nur nicht im Gesicht. Ich musste am Nachmittag in die Schule und traf dort einen Freund. Er sah mich an und wusste, was geschehen ist. Er rief seine Eltern an und sie setzten mir die Pistole auf die Brust. Entweder ich rufe das Jugendamt an oder sie würden zur Polizei gehen. Ich rief beim Jugendamt an und kam am selben Abend noch in eine Pflegefamilie. Seither ging es mir besser, wenn ich auch dort noch einiges angestellt habe, um zu testen, wie sicher ich bin.

Meinen Geschwistern geht es nicht gut. Mein Bruder säuft, meine Schwester nimmt Drogen und trinkt auch, und sie verletzt sich selber. Meine Mutter war nicht fähig zu zeigen, dass sie liebt. Würde man sie fragen, dann hätte sie keine Fehler gemacht und ich mir alles nur ausgedacht. Die Nachbarn haben mein Leiden gesehen und gehört, aber nichts unternommen. Verwandte haben mit meiner Mutter zu reden versucht, aber sie hat ja alles richtig gemacht. Ich habe keinen Kontakt mehr zu ihr und kann mir nicht vorstellen, je wieder Kontakt zu ihr zu haben.

Das Gefühl, nicht genügend geliebt worden zu sein und immer um Liebe und Aufmerksamkeit kämpfen zu müssen, das wird bleiben. Selbst nach zwölf Jahren fällt es mir schwer, meinem

Mann zu glauben, dass er mich einfach liebt, ohne eine Gegenleistung zu erwarten. Ich habe meinen Mann ganz oft auf die Probe gestellt, um zu testen, wie sehr er mich liebt. Dabei habe ich ihn oft verletzt. Trotzdem ist er bei mir geblieben und liebt mich. Einfach so. Manchmal kann ich das kaum ertragen.

UMA:
In diesem Fall ist eine spielerische, lustvolle und erfüllende Sexualität zu leben sehr schwer. Ich würde aus meiner täglichen Erfahrung heraus sagen, dass keiner der beiden sich hingeben kann, da die Kontrolle, sich nicht verletzen zu lassen und auf der anderen Seite nicht zu verletzen, viel zu präsent ist. Hier ist das Machtverhältnis gut zu sehen.

Sie ist in ihren eigenen Augen das Opfer (Ohnmacht) ihrer Eltern; sie wurde verlassen, dazu war sie auch nicht gewollt, von beiden Elternteilen.

Ihrem Partner gegenüber ist sie in der Macht, da er mit seinen Liebesbeweisen nichts erreicht: Ich möchte fast behaupten, dass kein Partner ihr dieses Gefühl der Geborgenheit und Sicherheit jemals geben kann, das sie in ihrer Kindheit so vermisst hat. Sie liebt sich selbst nicht und kann es unbewusst nicht zulassen, dass sie von jemandem geliebt wird. Auch diese Angst, wieder verlassen zu werden oder vom Partner verletzt zu werden, lässt sie nicht die Kontrolle aufgeben.

In meiner Arbeit habe ich ihr ganz klar gesagt, dass sie unbewusst alles dafür tut, um diese Gefühle weiterhin zu erfahren. Es ist die einzige Identität, die sie hat. Ihre Identität ist die der verlassenen, nicht geliebten Tochter.

Der Partner hat keine Chance, wie wir oben lesen; er kann alles Mögliche versuchen und auch tun: Sie wird ihm nie glauben, dass er sie liebt. Wenn sie es täte, müsste sie sich ihre Selbstverleugnung anschauen und ihren unbewussten Machtaspekt aufgeben. Wir tun unbewusst alles dafür, dass das, was wir von uns glauben, auch wahr wird. Nehmt diesen Satz einmal als Anregung zur Überprüfung eurer Muster.

Wenn ich glaube, nicht geliebt zu werden, tue ich unbewusst alles dafür, dass die Umstände auch so eintreffen, damit ich mir meine Sichtweise bestätige. Ja, man kann es nicht glauben, hier werden sich viele nicht damit anfreunden können. Ein Ego will nie die Macht aufgeben.

Durch ihre Vergangenheit (siehe oben) hat sie immer den Vorteil der Macht. Wenn sie nicht bereit ist, ihre Vergangenheit als eigene Schöpfung und als eigenes Drehbuch anzunehmen, wird sie nie aus der Opfer-Täter-Machtrolle herausgehen können. Sie lebt in dieser Selbstverleugnung und macht die Eltern und die Umstände dafür verantwortlich, dass es ihr heute immer noch nicht gut geht.

Um noch einmal auf die Sexualität einzugehen: Es ist jetzt vielleicht klarer geworden, warum auf dieser Ebene kein sichtbares Problem entsteht. Die Ursache ist meistens woanders zu suchen und nicht im Vordergründigen. Egal, welche Sexualität die beiden leben – die verkrampfte, lustlose, ängstliche und terminierte, oder die „ich brauch die bestimmten äußeren Umstände-Sexualität" – um überhaupt sexuell stimuliert zu werden. Oder ich bin fast süchtig nach Sex, um nicht zu spüren, wie verlassen und lieblos ich mich fühle. Oder auch in der Verweigerung, indem ich glaube, keinen Sex haben zu wollen/müssen. Jede dieser Formen der Sexualität ist Kompensation und hat mit einem natürlichen sexuellen Bedürfnis nichts mehr zu tun. Auch nichts mit Lust auf Leben.

Wenn wir diese Geschichte ganz einfach nur lesen, zeigen sich vordergründig keine sexuellen Probleme; gehe ich in das Hintergründige, sehe ich sie und ihren Ursprung. Sie wird nie freiwillig ihre Macht und ihre Identität, die aus ihrer Selbstverleugnung besteht, aufgeben. Sie wird kämpfen bis zur Erschöpfung.

Niemand darf ihr das wegnehmen, sie hat sonst nichts mehr, mit dem sie sich identifizieren könnte. Es tut sehr weh, sich dieser Wahrheit bewusst zu werden, und noch schmerzlicher ist es, sich einzugestehen, dass man jahrelang einem Phantom hinterhergelebt hat. Die Verleugnung meiner eigenen Sichtweise, die Bewertung und die Polarisierung, dies sind die eigentlichen Ursachen. Was schließlich bestätigt, dass auch das Gegenteil von dem, was ich glaube, in mir vorhanden sein muss. Es gibt nie das eine ohne das andere. Das eine ist sichtbar, das andere ist unsichtbar, aber immer gleichzeitig vorhanden.

Gesetzmäßigkeiten der partnerschaftlichen Machtprozesse

Die meisten Partnerschaften scheitern vor allem an Machtproblemen. Der Machtkampf besteht nicht nur in wortreichen Auseinandersetzungen. Vielmehr wird auf den Partner ein psychologischer Druck ausgeübt, auf die eigenen persönlichen Vorstellungen und Vorlieben einzugehen. Dieser Druck ist meistens kaum spürbar, aber umso wirkungsvoller. Es sind die leisen Beeinflussungen, die unbewusst ihre Wirkung erzielen. Gerade am Anfang einer Beziehung lässt sich die Machtverteilung anhand von vier Fragen definieren:

- Wer ist weniger verliebt?
- Wer bestimmt stärker, was in der Partnerschaft passiert?
- Wer lenkt bei den Konflikten eher ein?
- Wer bewahrt seine Rolle der Überlegenheit?

Allerdings werden diese Machtaspekte unbewusst verdrängt in der Hoffnung, dass die Beziehung von widrigen äußeren Umständen verschont bleibt. So entstehen romantische Liebesvorstellungen. Wir glauben an die Harmonie und hoffen, dass es immer so bleibt. Die Romeo-und-Julia-Romantik ist jedoch immer leidvoll. Dennoch sollte uns klar sein, dass es immer Machtprozesse in der Liebe geben muss, weil stets unterschiedliche und individuelle Interessen sowie Bedürfnisse vorhanden sind. Es ist also normal, wenn man diese „durchzusetzen" versucht. Also darf man Liebe und Macht nicht spalten. Es wäre falsch, wenn man zwischen der himmlischen Liebe und der bösen Macht trennen würde. In jeder Liebesbeziehung gibt es Machtprozesse und es wäre wichtig, damit mutig umzugehen, was aber nur möglich wird, wenn jeder von sich selbst weiß, unter welcher Bewertung er den Begriff „Macht" bei sich abgespeichert hat.

Bereits in den ersten Sekunden des Kennenlernens taxieren wir den anderen. Wir erkennen unbewusst und reaktiv seine Beziehungsmuster. Also beginnt schon in den ersten Stunden ein Ringen um Macht. Die unbewussten Koalitionsverhandlungen fangen an, in denen die Strukturen der Macht ausgehandelt werden. Wer macht was und wer macht was nicht? Es ist immer derjenige im Vorteil, der sich emotional kontrollieren kann, während der eher verliebte Partner sich durch seine Emotionalität anpasst. Meistens wird deshalb der unbewusstere (verliebtere) vom bewussteren (analysierenden) Verhandlungspartner über den Tisch gezogen, weil er auf die Machtspiele nicht genügend achtet.

Beziehungen beruhen also auf ungeschriebenen Abkommen, die die Liebenden in den ersten Wochen ihres Liebesprozesses übereilig abschließen. Sie befinden sich wie in einer Trance und legen dabei, ohne es zu wissen, wie Anwälte die einzelnen Vertragsklauseln fest.

Wenn sie erst den Umfang der Machtprozesse erkennen, ist für sie die Liebe meistens beendet. Es geht deshalb darum, die Macht in allen Facetten und Aspekten zu kennen. Dann können wir sinnvoll mit dieser Spannung umgehen, sie zulassen und integrieren. Dann kann es uns gelingen, Interessen konstruktiv in die Beziehung einzubringen.

In der Beziehung werden die unterschiedlichen Machtstrategien zwischen Frauen und Männern deutlich. Wir begegnen hier den grundsätzlichen Rollen von Lockvogel und Jäger. Eine solche Erklärung verkennt jedoch, dass es hier sehr konkret um Macht geht.

Wenn Frauen also in dieser Eroberungsphase zögern, so ist dies nicht nur Vorsicht, sondern auch ein Anzeichen ihrer Klugheit und damit ihrer Macht. Der typische Mann steht im heutigen Zeitgeist noch unter dem Druck, dass er die Frau aussuchen und erobern muss. Daraus könnte man schließen, ein Mann läuft einer Frau nach, die längst hinter ihm her ist. Interessant wäre hier zu fragen, warum sie hinter ihm her ist?

Treffen wir nun einen Menschen, der unseren Vorstellungen entspricht, verlieben wir uns in ein Bild. Doch die Begegnung des inneren Bildes mit dem äußeren Bild bringt meistens recht schnell die Unwahrheit des inneren Bildes hervor. So beginnen gleich von Anfang an die Machtprozesse unbemerkt zu wirken. Sie spielen sich weitgehend im Verborgenen ab. Auch in den Koalitionsverhandlungen werden Erwartungen selten offen formuliert. Sie laufen unbewusst ab und Gespräche finden meist zu spät statt, weil jeder Angst hat, den anderen mit seiner Wahrheit zu konfrontieren und damit zu vertreiben. Über die Machtprozesse in der Paarbeziehung sind wir uns auch deshalb zu wenig im Klaren, weil uns die Aussicht darauf, Liebe zu bekommen oder zu geben, schlichtweg blind macht.

Der vermeintlich Schwächere erzeugt beim Partner sogar unbewusst Schuldgefühle und hat somit die Macht, die Bedingungen zu diktieren. Dies tut er aus seiner Hilflosigkeit heraus zwar unbewusst, aber nicht weniger berechnend.

- Durch Schwäche zu herrschen, ist eine beliebte Spielart vieler Menschen im Machtprozess.

Dass Anziehung nie zufällig ist, wissen wir spätestens, seit wir über das in uns angelegte Drehbuch erfahren haben. Diese ganz individuelle Lebensidee kann uns dabei helfen, mehr Klarheit und Wahrheit in unbewusste Vorgänge in uns zu bringen. Damit können wir zwar das Überrolltwerden von alten Mustern und Emotionen schneller erkennen, aber manchmal träumen wir eben einfach von einem harmonischen, idealen Liebesleben, in dem wir nicht mehr einsam und alleine sind.

Machtmissbrauch

Wie oft höre ich von Frauen, dass sie ihren Mann einzig wegen der Kinder nicht verlassen können. Die Kinder werden hier benutzt, weil sich die Frau unter anderem von ihrer Komfortzone verabschieden müsste und sich lieber in einer Beziehung und Partnerschaft unterordnet. Sie verleugnet und diskriminiert damit jedoch nur sich selbst.

❖ Sich für Sicherheit verkaufen – Machtmissbrauch

Eine andere Variante ist: „Wenn ich etwas möchte, weiß ich genau, wie ich meinen Mann dazu bekomme. Ich benutze die Sexualität, um genau das zu erreichen."

❖ Bewusste Manipulation – Machtmissbrauch

Die nächste Abteilung ist die Suche nach Führung und Autorität: „Ich lasse mit mir machen, was er will, da ich keinen eigenen Willen habe und froh und glücklich bin, geführt und herumkommandiert zu werden." Sie spielt das Kind und die „Scheinheilige": „Du kannst mich doch nicht verlassen, ich tue doch alles, was du willst."

❖ Opferhaltung – Machtmissbrauch

Auch wenn die Frau ihren Mann bestrafen und ihn unterordnen möchte, benutzt sie die Sexualität: „Ich verweigere mich ihm, bin aber zu feige, ihm das offen zu sagen, sondern erzähle ihm etwas von Kopfschmerzen, Müdigkeit usw." So ist sie in der Macht, ohne nervenaufreibende Diskussionen führen zu müssen.

❖ Manipulation – Machtmissbrauch

Dann gibt es aber auch die Mütter, die sich in der Pflicht sehen, ihre schlechten Erfahrungen mit Männern und Sexualität an die Töchter weiterzugeben. Der Sex wird nicht selten als Mittel zum Zweck dargestellt, da der Sinn eines Frauenlebens in der Mutterschaft bestehe, und die erbrachten Opfer, zum Wohle der Kinder, sollen sie entschuldigen, ein unerfülltes Leben geführt zu haben. „Du bist in einem Alter, wo ich beginne, mir Sorgen um dich und dein Verhältnis zum Sex zu machen. Der einzige Platz, den Sex im Leben einnimmt, ist der der Zeugung. Nicht dass ich etwas bedaure, weil ich Opfer für euch Kinder bringen musste, schließlich gibt die Mutterschaft dem Leben einer Frau wirklich Sinn und sie hat in der Gesellschaft einen anderen Stellenwert …" Ein immer noch gravierendes Generationsproblem.

❖ Emotionale Zange – Machtmissbrauch

Die beschriebenen Machtmechanismen können durchaus wie ein beunruhigendes Protokoll wirken. Doch auch hier gilt, dass es das Eine nie ohne das Andere gibt, und im Nachfolgendem erfährst du, dass es auch anders geht.

Die positive Kraft der Macht

Der Wille zur Macht ist ein gestaltendes Element des Lebens. Die Abwertung der Macht ist die Weltanschauung der Unterdrückten und Opfer, die dann die eigene Ohnmacht zu ihrer Lebensphilosophie erheben. Somit ist die Macht nicht nur einseitig negativ, sondern hat ein Doppelgesicht. Da, wo sie zerstörerisch ist, kann sie auch gestaltend sein. Sie ist jedoch immer kräftig, wirkungsvoll und beeindruckend. Sie ist auch die Kraft der Veränderung und damit eine sinnvolle Kraft, die genutzt werden kann.

Es wäre also eine naive Illusion zu glauben, dass wir eine Partnerschaft ohne Machtkämpfe führen können. Da es immer unterschiedliche Interessen und abweichende Vorlieben und Ziele in einer Partnerschaft gibt, ist es besser, dieses Ungleichgewicht und diese Konflikte offen auszutragen, als sie zu verdrängen.

Ohne Macht gibt es also keine wirkliche Beziehung. Eine stabile Beziehung ist ohne Machtprozess unabdingbar, denn ohne dieses Vorhandensein wäre sie nichts weiter als eine Abfolge flüchtiger Begeisterungszustände. Somit kann Macht die Liebe vernichten, aber auch fördern. Deshalb geht es in einer Partnerschaft darum, das Thema Macht zunächst vorurteilsfrei anzunehmen und zu definieren. Dies bedingt die Hingabe, anstatt nur Hinnahme, an sich selbst und an die Idee der Partnerschaft.

Wenn du etwas hinnimmst, bist du immer noch im Widerstand mit der Situation. Wenn du etwas annehmen kannst, bist du bereits im JA zu den Umständen und übernimmst damit die Verantwortung.

- Hinnahme – NEIN, reaktiv, Opferhaltung, Ohn-Macht
- Annahme – JA, aktiv, Selbstverantwortung, konstruktive Macht

Sex als Allzweckwaffe der Frau

Das größte Kapital einer Frau ist der Sex. Es ist an der Zeit, mit den Vorurteilen aufzuräumen, dass Frauen nur in Zusammenhang mit Liebe Sex haben möchten.

Sex ist eines von vielen Grundbedürfnissen des Menschen, wie Essen und Trinken. Die Moral, die Kirche und andere Institutionen haben relativ erfolgreich den Sex auf das Minimum der Fortpflanzung reduziert. Mit diesem Motiv wurden wir mehr oder weniger von unseren Eltern erzogen, genauso wie diese von ihren Eltern usw.

Dass der Sex auch ein Paragraf im unbewussten Vertrag zwischen den Ehepartnern ist, wollen viele ebenso wenig wahrhaben. Es ist also ein Tauschhandel unter Partnern. Ein Geschäft, bei dem einer immer draufzahlt.

- Wer ist das in deiner Beziehung?

Dieser Tauschhandel ist aber nicht nur auf die Ehe beschränkt. Viele Frauen setzen ihre Weiblichkeit ein, um einen Job, eine Beförderung oder diversen Luxus zu erhalten. Trotz aller Emanzipation ist dieses „Hochschlafen" eine nicht zu unterschätzende Karriereleiter.

Hier kann man getrost die provokative Frage stellen, wie viele Ehefrauen sich in der Ehe prostituieren, um etwas zu bekommen oder zu erreichen – und wie bewusst ihnen das ist. Es ist wieder die Hure (Lilith) am Werk, die sich verkauft, um etwas zu bekommen. Würde diese Haltung jedes Mal in Worte gefasst und ausgesprochen, könnten diese weiblichen Seiten, die in jeder Frau angelegt sind, bewusst gemacht und damit akzeptiert werden. Manipulation und Selbstverleugnung würden damit unnötig.

Gleichzeitig können Frauen aber auch untereinander konkurrieren, und dies sogar noch bissiger und rücksichtsloser als die meisten Männer. Oder sagt euch der Begriff „Stutenbissigkeit" nichts? Frauen entwickeln einen Killerinstinkt, wenn es um Macht geht, und zwar auf allen Lebensbühnen. Frau ist Macht, und Sex spielt darin eine zentrale Rolle.

UMA LIFE-Praxis

Weiblich, 41

Kennengelernt habe ich ihn über meine Schwester. Er war einige Jahre älter als sie und knapp 10 Jahre älter als ich. Alles, was sie hatte, war grundsätzlich tabu für mich. Ich war immer nur die Kleine, die sie nicht dabeihaben wollte.

UMA:
Das Machtspiel kann beginnen, der Kampf ist eröffnet. Frauen im Machtkampf, die sogenannte „Stutenbissigkeit".

Dieser Mann hatte aber etwas Magisches, Anziehendes auf mich – und außerdem hatte er dieses schnelle Motorrad, mit dem ich unbedingt mal mitfahren wollte. Als meine Schwester ihn mal mit nach Hause brachte, lernten wir uns kennen und ich habe direkt danach gefragt, ob er mich einmal mitnimmt auf eine Tour. Ich führte nichts Böses im Schilde.

UMA:
Man kann das als Naivität bezeichnen, was wahrscheinlich auch den damaligen Gegebenheiten entsprach, aber unbewusst ist es Machtausübung in der Opferhaltung. Jetzt kann sie es ihrer Schwester zurückzahlen.

Er nahm diese Einladung freudig an. Das war der Startschuss; er hat mich angebaggert, was mich damals als 17-Jährige ziemlich stolz machte, da er auch noch gut aussah und ein selbstsicheres, fast schon selbstherrliches Auftreten hatte – und ein außergewöhnlich cooles Auto hatte er auch noch. Er war so der Typ Mann, den man sich nicht so einfach angeln konnte, außer man ist die oberheiße Superblondine, von der ich, so glaubte ich, damals meilenweit entfernt war. Damals war mir nicht bewusst, dass ich diese Superblondine war. Ich wusste schon, dass ich einen sexy Körper hatte: schlank, schmale Taille, runde Hüften, großer Busen, blonde lange Haare, hübsch, provokativ gekleidet und immer einen kessen Spruch auf den Lippen. Die Männer haben sich reihenweise nach mir umgedreht und mich angebaggert. Ich habe aber nicht kapiert, dass ich in der Barbie-Liga gesehen wurde. Das wurde mir erst durch diesen Mann bewusst, der mir immer das Gefühl gab, nur dadurch erste Wahl zu sein; und dass ich da auch bleiben musste, wenn er sich weiterhin für mich interessieren soll. Natürlich habe ich alles daran gesetzt, weiterhin sein Interesse halten zu können, weil er so imposant war und mich dadurch anzog wie das Licht die Motten.

UMA:
Das klassische Beispiel der Rollenverteilung in der Partnerschaft. Jäger und Lockvogel. Aber zwei, die sich im Mangelbewusstsein befinden. Er ohne männliche und sie ohne weibliche Identität. In der Kompensation über das äußere Tun.

Meine Schwester war mittlerweile natürlich sauer auf mich, weil sie dachte, ich hätte ihr den Freund ausgespannt. Als ich ihr dann mitteilte, dass er mir sagte, sie wären kein Paar, sondern nur Freunde, dachte sie, ich hätte ihn gegen sie aufgehetzt oder so, Drama pur; mir war es egal, da sie ihr Leben lang nie was von mir wissen wollte und mich immer wegschickte.

UMA:
Rache und/oder Macht?

Meine Eltern hatten sich getrennt, sie lebte bei unserem Vater, ich bei unserer Mutter mit ihrem neuen Freund, mit dem ich versuchte, klarzukommen.

UMA:
Sie wählte bewusst die Mutter, da sie zu ihr eine intensivere Bindung hatte, was hier schon auf einen unbewussten Widerstand gegen das Männliche (Vater) hinweist.

Es war alles ein wenig schwierig; ich merkte bald, dass mein Freund nicht halb so perfekt war, wie ich zuerst gedacht hatte. Dass er eine sehr arrogante, herablassende Person ist, auch mir gegenüber, und dass er mir nicht den Wert gab, den ich verdient habe; den jede Frau verdient.

UMA:
Hier kommen die Verletzung und das Muster aus ihrer Kindheit zum Tragen. Die Eltern haben sich getrennt; sie lebt bei der Mutter mit dem neuen Partner, der nie eine Chance bei ihr hatte, und so ist sie im Verurteilen, was das Männliche angeht. Sie hat sich ein Bild gemacht, das wahrscheinlich zu diesem Zeitpunkt kein Mann der Welt erfüllen konnte; sie gibt die Verantwortung nach außen ab und geht somit in eine Abhängigkeit, die für sie nur schmerzlich sein kann.
Schon alleine dieser Satz: „Jede Frau verdient, wertvoll behandelt zu werden." Wo holt sie den her? Sie versucht unbewusst, die Mutter zu stärken, indem sie für sie etwas übernimmt im Kampf der Geschlechter, männlich gegen weiblich.

Und dennoch schlug ich zwei andere wunderbare Männer, die mich intensivst umwarben, in den Wind: FÜR IHN. Aber sie waren halt so gewöhnlich, so normal, und mich reizte die Herausforderung, diesen Kerl halten zu können – und dafür habe ich einen viel zu hohen Preis gezahlt.

UMA:
Mädchen lieben böse Jungs, die lieben und braven sind langweilig. Sie lässt sich von ihrem „Traummann" einvernehmlich

demütigen und missbrauchen, denn in dieser devoten Haltung hat sie unglaubliche Macht. Auch wenn man es offensichtlich nicht sehen kann, im Hintergrund ist diese Geschichte Rache in der Opferrolle an den Männern.

Bis ich ihn kannte, hatte ich niemals das Gefühl, nicht zu genügen, nicht gut genug zu sein, falsch zu sein oder anders sein zu müssen, eine Rolle spielen zu müssen. Ich dachte anfänglich, wir hätten eine tolle Zeit zusammen, im Bett und außerhalb vom Bett. Ich dachte auch „wir" wären schon lange ein wirkliches Paar, bis er mir eines Tages sagte, dass ich nun seine Freundin sei. Ich war erstaunt, was war ich denn bisher? Nur ein Kumpel oder Bettfaktor.

UMA:
Unbewusst hatte sie schon immer das Gefühl, nicht gut genug zu sein, denn wenn sie ein gesundes Selbstwertgefühl integriert hätte, was in diesem Alter überhaupt nicht möglich ist, hätte sie diesen Kerl nach zwei Tagen in den Wind geschossen. So kompensierte sie, indem sie den inneren Kampf nach außen abgab und es als angebliche Herausforderung sah. Es war Krieg; wer ist der Stärkste, wer gewinnt, wer hat die Macht? Und die Arena für diesen Kampf ist die Sexualität.

Das hätte eigentlich die letzte Warnlampe sein müssen, um ganz weit wegzurennen, aber ich blieb. Was zum Teufel hatte ich mir dabei gedacht?

UMA:
Sie war fasziniert von dem Gedanken, diesen tollen Kerl halten zu können, ja sogar die Nebenbuhlerin ausgeschaltet zu haben. Für den Preis, sich mit der Rolle der angepassten, unterwürfigen Barbiepuppe zu identifizieren, in dem Glauben, jetzt ist alles gut. Wenn Frauen unterwürfig und angepasst wirken, ist das ein

unwiderrufliches Anzeichen von Macht, denn nur so, manipulativ (Eva-Prinzip), wird die Sexualität benutzt als Mittel zum Zweck. Hier sieht man, wie sich Mann immer nach dem Prinzip der sexuellen Verfügbarkeit die Frau aussucht. Er vergisst nur, dass Frau auch ein Prinzip auf der Suche nach Mann hat, nämlich Sicherheit. Bestätigung wollen beide vom Partner. So lockt die Frau mit sexueller Verfügbarkeit und der Mann mit seiner angeblichen Stärke, die Sicherheit bietet.
Was für ein Bild, wenn wir in die Geschichte schauen und uns ein paar Filme aussuchen, die dieses Prinzip, das schon so alt ist wie die Menschen, darstellen. Mit Kleopatra und Caesar sowie Liz Taylor und Richard Burton haben wir die besten Beispiele dafür.

Mit Lügen, Täuschungen, Betrügereien, Verletzungen usw. ging es weiter. Er zwang mich weiterhin in seine Rolle, die er von mir haben wollte. Ich kam mir vor wie ein Plätzchenteig: Er hat sein Förmchen genommen und genau den Teil von mir ausgestochen, den er von mir haben wollte, den Rest in den Dreck geworfen und mich aufgefordert, die Teile, die ich nicht auszufüllen vermochte, zu verbessern, an mir zu arbeiten, damit ich die ultimative Frau für ihn würde. Ich hab es probiert, immer und immer wieder. Aber er war nie zufrieden.

UMA:
Hier ist die Selbstverleugnung so weit fortgeschritten, dass sie keine eigenen Bedürfnisse erkennt, sich mehr und mehr in die Abhängigkeit begibt und nur noch an Verbessern denkt. Ich kann im Außen verbessern, so viel ich will, aber es wird sich nichts verändern, wenn ich nicht anfange, meine Einstellung zu mir selbst zu verändern.
Das ist hier ein typisches Beispiel, aus Angst, mangelndem Selbstwert und keiner eigenen Identität Panik zu bekommen und im Außen alles zu versuchen, das zu werden und zu sein, was man überhaupt nicht ist und nicht sein kann.

Also: Ich gehe da hinein, was ich nicht bin, um zu erkennen, was und wer ich bin. Suche mir die Menschen aus, die mir diesen Spiegel brutalst vorhalten, und solange ich das nicht erkenne, ist mein Leid noch nicht groß genug. Sie schreibt es selbst, nachdem sie es erkannt hatte.

Je tiefer ich in den Sumpf geriet, desto mehr verlor ich von meinem Selbstbewusstsein, von meiner Eigenständigkeit, von meinem Gefühl für mich selber, desto unterwürfiger wurde ich, bis er mich schlussendlich fest im Griff hatte. Er teilte meine Zeit ein. Großzügigerweise gab er mir mal eine Stunde für mich. Ansonsten war ich seine Frau und hatte ihn in allem zu unterstützen, da er der Große, der Erfolgreiche, das Hirn war. Ich war sein Diener, hatte zu jeder Zeit perfekt auszusehen. Das heißt, ich war im ständigen Kampf, alle Vorgaben zu erfüllen, die ich natürlich nie schaffte. Das Gefühl wurde immer mieser dabei. Das Spiel trieb er drei Jahre lang mit mir, bis zu meiner Abschlussprüfung. Als meine geliebte Großmutter dann aber ganz unverhofft kurz davor verstarb, war ich am Tiefpunkt angelangt. Ich tat nichts mehr für ihn, versuchte nicht mehr, seinen Vorstellungen zu entsprechen, stellte mich für Sex nicht mehr zur Verfügung und kümmerte mich nur noch um meine Angelegenheiten, meine Trauer und meinen Abschluss. Nach der Beerdigung, zu welcher er mich großzügigerweise begleitete, meinte er: „So, jetzt ist es aber wieder gut, jetzt kannst du dich wieder mir zuwenden."

UMA:
Jetzt ist das Fass übergelaufen, das emotionale Leid ist nun so groß, sie ist aufgewacht aus ihrer Trance. Sie verweigert sich, und mit dieser Verweigerung kann ein Macho, so wollen wir ihn mal nennen, nicht zurechtkommen. So, wie er sich benimmt, hat er ein noch größeres Problem mit seinem Selbstwert als sie, denn er braucht sie, um sich wertvoll zu fühlen; er benutzt sie,

um sich sein männliches Mangelbewusstsein nicht anschauen und sich dem nicht stellen zu müssen. Er ist in derselben Selbstverleugnung wie sie. Nur kompensiert er es durch Macht über andere und sie als Ohnmacht und Unterwürfigkeit.
Hier sind die Machtverhältnisse sehr gut zu erkennen. In einer Partnerschaft geht es immer nur um Macht und Ohnmacht, und leider läuft dieses Spiel nicht als Spiel, sondern als Krieg und Kampf – und da muss es immer einen Gewinner oder Verlierer geben, anders hätte es keinen Sinn.

Seine Kälte erschlug mich und ich konnte nicht mehr, endlich wollte ich auch nicht mehr; obwohl, das heißt vor allem, nachdem er eine mehrwöchige Reise durch die USA von Ost nach West für diesen Sommer ohne mich geplant hatte.

UMA:
Wenn man, so wie er in dem Beispiel, nichts mehr durch Machtausübung erreichen kann, bleibt nur Ausgrenzung durch sichtbare Ablehnung und Bestrafung durch Verachtung.

Ich blieb stur und es kam, wie es kommen musste: Er machte mit mir Schluss. Ich war erleichtert und gleichzeitig verloren. Ich war froh, dass es vorbei war, und trotzdem war ich traurig, im Elend.

UMA:
Hier möchte ich einfügen, dass sie trotz ihres emotionalen Leides nicht die Entschlossenheit und das Selbstvertrauen hatte, selbst den Schlussstrich zu ziehen. Sie hat es wieder, wie alles vorher, ihm überlassen.
Es geschieht unbewusst, dass ich mich meinem Partner gegenüber so verhalte, dass ich ihn dazu bringe, die Entscheidung zu treffen, weil ich keine Verantwortung dafür übernehmen möchte. Sie ist traurig und fühlt sich verloren. Ja, sie hat etwas verloren,

die falsche Identität, die ihr jetzt genommen wurde. Jetzt hatte sie nichts mehr; unbewusst hat sie deshalb nicht selbst Schluss gemacht. Andererseits ist sie erleichtert, kann aber damit noch nichts anfangen.

Mit 25 Jahren begann ich eine Psychotherapie, als ich merkte, dass ich mit meinem Vorgesetzten nicht zu Gange kam, der sehr viele Ähnlichkeiten mit meinem damaligen Freund hatte.

UMA:
Jetzt wird ihr bewusst, wie sie ihre eigene Autorität auf andere übertragen hat, was dieses Muster der Fremdbestimmung in ihrer Jugend hinterlassen hat. Sie kann es aber nur spüren, wenn in ihr diese Autorität auch angelegt ist.
Da sie diese in sich verleugnet hat, musste sie es anderen überlassen, ihr dieses Prinzip zu zeigen, um es fühlen und eine Erfahrung machen zu können. Das ist eigener Machtmissbrauch. Ich brauche meine Macht nicht, sondern überlasse sie anderen; ich serviere sie ihnen auf dem Silbertablett.

Die klassische Psychotherapie dauerte 3,5 Jahre. Ich betrachtete jeden Abschnitt meines Lebens. Es tat mir sehr gut. Aber dennoch konnte ich die Verletzungen, das Gefühl von Ausgenutztsein, nicht schön genug, nicht schlank genug, nicht schlau genug, nicht verrucht genug, nicht vornehm genug etc. etc. nicht ganz ablegen, verarbeiten, loslassen oder was auch immer es gebraucht hätte.

UMA:
Das funktionierte nicht, weil sie sich selber verbessern wollte und nicht ihre Sichtweise zu sich selbst überprüft hatte. Veränderung beginnt immer im Inneren bei mir selbst, nicht im Außen, denn da ist es nur Verbessern der Umstände; sie tat es mit ihrem Körper.

Ich wollte nicht mehr schlank sein, keine Barbie mehr, um nie mehr nur dafür von einem Mann ausgewählt zu werden. Ich wollte überhaupt keine Frau mehr sein, nicht schwach, nicht bedürftig, sondern nur noch selbstständig und unabhängig. Die Kontrolle über mich, mein Leben und meine Gefühle haben. Ich wollte mich schützen, um nie wieder in dieselbe Situation zu kommen, wo ein Mann so viel Macht über mich hatte. Ich habe auf mein Privatleben, das mir wichtig war, verzichtet, zu seinen Gunsten und habe mich zu seinem Sexobjekt gemacht. Wie alles war auch das anfänglich sehr interessant und verführerisch. Ich ließ mich auf Sachen ein, die ich nicht wollte. Es war wie immer zweiseitig; einerseits interessant, weil unbekannt, andererseits nicht sehr erfüllend, da es nicht um mich ging. Er erpresste mich, dass er sich das woanders holen würde, wenn ich nicht mitmache.

UMA:
Drohung und emotionale Zange wirken, da sie ihre eigenen Grenzen nicht kennt, sich aufgegeben hat und dadurch total abhängig geworden ist. Sie weiß nicht mehr, wer sie ist, lebt nicht in ihrem Leben, sondern in dem des und der anderen. Sie hat ihre Bühne verlassen und spielt auf den anderen Bühnen nur eine Statistenrolle.

Ich habe Schreckliches über mich ergehen lassen, weil ich dachte, es sei der Preis, den man zahlen muss. Alle haben es gesehen, meine Familie, meine Freunde, keiner hat mich gestoppt. Hätte ich mich denn stoppen lassen? Ich glaube nicht, ich war wie besessen von diesem Mann. Habe ihn immer in Schutz genommen und an das Gute in ihm geglaubt. Schade um meine zarte Seele.

UMA:
Ist das wirklich schade? Wenn ich es bewerte, dann vielleicht, aber nur durch diese leidvolle Erfahrung kann ich erkennen, was

ich nicht will. Sie ist jetzt in dem Bewusstsein, Frausein und weibliches Aussehen seien nicht gut, also ändert sie es und verleugnet ihr weibliches Prinzip.
Gibt es denn nur ein „Entweder-oder"? Wie wäre es denn mit „sowohl als auch"?

Ich wollte zum Neutrum werden, oder zumindest sehr männlich, damit ich in der Kontrolle bin.
Habe mich nicht mehr sexy gekleidet und einige Kilos zugenommen, so fühlte ich mich sicher.
Ich habe mir einen Sport daraus gemacht, wie ich mich kleiden und mich verhalten muss, damit mich die Leute übersehen, nicht anbaggern. Ich hatte das Gefühl, jetzt habe ich die Kontrolle. Das tat gut.

UMA:
Ja, Kontrolle, Selbstverleugnung meiner Weiblichkeit, Abschneiden von Spaß, Lust und Sex. Das ist hier der Preis. Ist auch eine Art versuchte Selbstzerstörung, wäre ja gut, wenn es ihre falsche Identität treffen würde.

Heute würde ich gerne wieder Kleider ab der Stange kaufen können. Mein jetziger Freund liebt mich auch so, das tut mir sehr gut. Ich muss mich auch nicht jeden Tag für Sex zur Verfügung stellen, das tut mir auch sehr gut. Er sieht in mir mehr als meinen Körper und definiert unsere Partnerschaft nicht über die Qualität und Quantität als Dienstleistung, die ich ihm erbringen kann. Es hat sehr lange gedauert, bis ich ihm das glauben konnte; auch heute noch perlen Dinge an mir ab, die er mir sagt, wunderschöne Dinge, die jede Frau gerne hören möchte; sie dringen nicht bis in mein Innerstes vor. Ich höre sie und jaja, blabla, er wiederholt sie und wiederholt sie und sie kommen immer noch nicht bei mir an.

UMA:
Sie ist mit diesem Mann inzwischen verheiratet und sie haben ein Kind zusammen. Sie haben gelernt, sich in und mit ihrem Gegenüber zu reflektieren. Aber nicht im äußeren Kampf der Geschlechter, sondern sich selbst damit auseinanderzusetzen und auszuhalten. Ich kenne beide und habe sie beim Reflektieren unterstützt, indem ich sie immer wieder auf sich selbst zurückgeworfen habe. Niemand im Außen hat Schuld. Ich kann mich nur mit meiner eigenen Sichtweise selbst verletzen, bewerten und verurteilen.

Als ich ihr das Skript zur Überprüfung gab, schrieb sie mir folgende Zeilen: „Betone bitte, dass es sich gelohnt hat, sich seinen Dämonen zu stellen, und dass ich heute fähig bin, eine glückliche Beziehung zu leben, von der ich nicht mal gehofft habe, dass es sie gibt. Dass ich meinen Mangel fast vollständig überwunden habe und auch in schwierigen Situationen nicht „rückfällig" werde in meinem Verhalten mir selbst gegenüber. Das Wichtigste aber ist, dass die Leser wissen, dass man aus dieser Teufelsspirale herauskommen kann. Es ist möglich, aber nicht immer einfach."

Risikofaktor Eltern in Bezug auf die Sexualität: Kindliche Bedürfnisse und Neugier

Das positive Erfahren des eigenen Körpers beginnt bereits im Mutterleib und findet seine Weiterentwicklung in der Selbsterforschung während der ersten Lebensjahre. Hier sollte sich ein gesundes Selbstvertrauen zu uns selbst und zu unseren Empfindungen einstellen und alles sollte, so wie es ist, vollkommen in Ordnung sein. Wenn solche kindlichen Erfahrungen erlaubt sind, entsteht ein Bewusstsein von Vertrauen.

Doch ein solches Idealbild gibt es selten. Vielmehr entstehen schon im embryonalen Zustand und in den anschließenden ersten zwölf Jahren innere Blockierungen und emotionale Verletzungen. Solche Entwicklungsbrüche können beim Kind zum Beispiel durch eine räumliche Trennung von den Eltern, durch den Tod eines Elternteils oder auch durch die Ablehnung durch die Mutter und/oder den Vater ausgelöst werden.

Kommt das Kind über längere Zeit mit der Sehnsucht nach Zugehörigkeit und Annahme bei den Eltern nicht an, resigniert es und zieht sich zurück. Das Vertrauen leidet und vielleicht reift sogar die Erkenntnis, dass es gar nicht erwünscht war. Das Kind unterbindet in seiner erfahrenen Ohnmacht die natürlichen Bedürfnisse und die Neugier auf sich selbst. Bei jeder

Beziehung, die das Kind später eingeht, wird es sich weigern, sich gänzlich einzulassen, und stattdessen immer wieder den emotionalen Rückzug antreten.

Dieses Verhalten, Sehnsucht zu fühlen und dabei bereits den Rückzug einzuläuten, bewegt sich wie eine Endlosschlaufe durch das Leben. Also wird das Kind später im Leben versuchen zu verhandeln, um seine Sehnsucht nach Ganzheit wenigstens ein bisschen stillen zu können. Diese Menschen nennt man heute „Wheelers and Dealers". Hier begegnen wir der unterdrückten Wut auf Vater und Mutter und der Entscheidung, die eigene Liebe nicht mehr spüren zu wollen. Die Angst, wieder verlassen zu werden, und die Überzeugung, dem Vater und der Mutter nicht vertrauen zu können, gleichen dem Gefühl, vergessen worden zu sein.

Das kindliche Bedürfnis nach Berührung wird häufig total ignoriert oder unterdrückt. Vor allem aber wird die kindliche sexuelle Neugier totgeschwiegen, bestraft oder verbal entwürdigt. Sexualität und Zärtlichkeit sind Themen, die im Elternhaus meist tabuisiert werden. Kinder werden immer noch zu selten in den Arm genommen oder gar gestreichelt. Gründe dafür sind in der Scham und der daraus resultierenden Verkrampfung der Eltern zu suchen, welche sich durch die Verteuflung der kindlichen, sexuellen Handlungen nur selbst schützen wollen.

Tiefe Scham und Verkrampfung entstanden durch Glaubenssätze aus der Kindheit wie:

- Ich darf den Gefühlen meines Körpers nicht trauen.
- Ich werde bestraft, wenn ich diese Impulse zulasse.
- Ich empfinde Scham, weil ich bei meiner Selbstbefriedigung entdeckt wurde.

- Mein Körper ist nicht liebenswert.
- Ich bin im Widerstand gegen meine sexuelle Kraft.
- Ich muss meine Lustgefühle unterdrücken.
- Ich fühle mich ohnmächtig aufgrund meiner Erfahrungen in der Pubertät.

Intellektuelles Verarbeiten dieser Thematik reicht hier nicht aus, es geht nur über die Erfahrung auf der Gefühlsebene.

Sexueller Missbrauch

Viele Angstzustände haben ihren Ursprung in den Auswirkungen von sexuellem Missbrauch. Es besteht häufig eine psychische Abwehr, das Missbrauchserlebnis an die Bewusstseinsoberfläche kommen zu lassen und nochmals zu erleben. Diese Angstzustände werden immer wieder ausgelöst durch körperliche Nähe oder auch in Situationen, die Erinnerungen daran auslösen.

Eine Todessehnsucht ist oft der einzige Ausweg, diesen Schmerz zu ertragen. Auch ist sie oft der Ausdruck von selbstzerstörerischem Verhalten wie Drogenmissbrauch, Essstörungen, Alkoholkonsum. Durch die Grenzverletzungen werden eigene Grenzen später nicht mehr wahrgenommen. Auch das Empfinden von Gefühlen bleibt aus. Die unbewusste Schuldübernahme des Kindes, die Verantwortung dafür zu übernehmen, ist die Krönung der Blockadeprogramme.

Die Entwicklung vom Mädchen zur Frau

Da Kinder, wie bereits erwähnt, visuell und noch nicht im Verstand zu Hause sind und demnach das Denken und Handeln in Konsequenzen nicht einordnen können, scheint es fast logisch, dass Mädchen einzig das weibliche, emotionale Prinzip als Vorbild wahrnehmen können.

Ist da nun eine Mutter, die nur in ihrer Mutterrolle (Eva) aufgeht, fehlt der Tochter zu ihrer Ganzheit als Frau die Geliebte (Lilith) in ihrem Bewusstsein.

Der erste Mann, den eine Frau sieht und erlebt, ist ihr Vater, dem sie beweisen will: „Ich bin fleißig und werde den Erwartungen des Systems entsprechen." Der nächste Mann ist ein Partner. Hier nimmt sie dann die Erfahrungswerte mit dem Vater mit in die Beziehung. „Ich bin nicht leidenschaftlich, ich bin sexuell gefügig, bescheiden und ehrsam. Ich warte, bis du nach mir verlangst."

Ist dieses Mädchen zum ersten Mal verliebt, kann es sein, dass sie mit diesen Gefühlen nichts anfangen und ihre sexuellen Bedürfnisse nicht einordnen kann. Was in diesem Fall bleibt, ist die Kompensation. Sie entwickelt einen Kinderwunsch, da sie ihre Weiblichkeit einzig über die Mutterrolle zu definieren weiß.

Trifft das Mädchen auf einen Partner, mit dem sie sich auf einer „höheren Ebene" (Drehbuch) zu diesem Spiel verabredet hat (um die Erfahrung zu machen: Ich gehe da hinein, was ich nicht bin, um zu erkennen wer und was ich bin), benutzt sie unbewusst den Partner und die Sexualität, um ihrem Kinderwunsch immer näherzukommen. Der Partner verhungert indessen, weil die Sexualität funktional ist und nicht viel mit Leidenschaft und Lust zu tun hat. Lilith fehlt hier gänzlich.

Hatte dieses Mädchen einen Vater, der sehr moralisch und streng war und ist, dann wird sie immer ein schlechtes Gewissen haben, sich in der Sexualität so zu zeigen, wie es ihren tiefsten Wünschen und Bedürfnissen entspricht. Sie lebt somit lange in ihrer Selbstverleugnung, bis ihr bewusst wird, dass „irgendetwas in ihrem Leben nicht stimmt".

Diese Aussage höre ich in meiner Arbeit sehr oft. Irgendwann kommt dann der Moment, in dem die Frauen einsehen, dass das Geständnis „irgendetwas stimmt in mir nicht" viel passender ist. Das ist der Augenblick, in dem es in ihrem Leben weitergeht und sie ihre weibliche Weiterentwicklung anzuschauen bereit sind. Diese Erkenntnis bietet weitaus mehr Möglichkeiten, als nur das Leben und dessen Umstände für das eigene Befinden verantwortlich zu machen.

BeziehungsDynamit durch die Begegnung von männlicher und weiblicher Essenz

Und ewig sucht jeder sein Gegenstück. Wie kommen denn nun das Männliche und das Weibliche zusammen, wenn sie doch nur Masken oder Schutzschilder tragen und ihr wahres Gesicht verleugnen oder vergessen haben? Sowohl in westlichen als auch in östlichen Traditionen ist die Sehnsucht des Maskulinen und des Femininen, sich zu begegnen und sich zu verbinden, so alt wie die Geschichte der Menschheit. Es ist nichts anderes als die Sehnsucht, den Zustand der Dualität zu überwinden und ganz zu werden.

Im Alltag begegnen wir uns meist auf der äußeren Ebene. Die Ebene, auf der wir versuchen, eine möglichst gute Figur abzugeben, und deshalb die Masken als Schutz hervorholen und überziehen, um ein geschöntes Bild abzugeben. In erwartungsvoller Laune und herausgeputzt eilen wir also zu den ersten Treffen.

Es ist wichtig, die Maske auf Hochglanz zu polieren, gibt es doch in diesem „Spiel“ des Kennenlernens scheinbar viel zu verlieren. Da ist jedoch nicht nur das Äußere, mit dem der Partner gelockt werden soll. Die sogenannten inneren Werte, die ebenso plakativ präsentiert werden sollen, fallen genauso ins Gewicht. Wir sind so damit beschäftigt, unser Bestes zu zeigen, dass dabei einzig die Verpackung hervorsticht – und dies aus der Angst heraus, dass unser „wirklich Bestes" den anderen erschrecken und abstoßen könnte.

In einer Beziehung „angekommen", arrangierst du dich nach einer gewissen Zeit und beginnst ganz langsam, eine Maske nach der anderen abzulegen. Du zeigst Teile deiner Schutzschicht und damit auch alte Verletzungen. Um zu verhindern, dass der Partner in diese Wunden auch noch Salz streut, schließen beide Parteien einen unausgesprochenen Vertrag ab: „Tust du mir nichts, tue ich dir nichts." Ihr seid nun auf der Ebene des vermeintlich fairen Umgangs angekommen und versucht, einander zu schonen. Die geschlechtlichen Anteile der eigenen Essenz werden weiterhin unterdrückt, um die weiblichen/männlichen Anteile des Partners zu kultivieren. So zieht ein Mann seine Männlichkeit so weit zurück, dass er die Weiblichkeit im Gegenüber nicht zu sehr provoziert. Eine Frau wiederum reduziert ihre natürlichen und wilden, weiblichen Seiten, um dem Mann die Angst zu nehmen, erdrückt zu werden.

Aus dem Bemühen, dem Partner Verständnis zu schenken und mitzuhelfen, möglichen alten Schmerz zu heilen, entwickeln beide Partner neue Rollen. Sei es der gute Therapeut, der gute Vater, die gute Mutter, oder ganz einfach die verlässliche Versorgungseinheit, um nur einige zu nennen. Damit verlassen jedoch beide die Ebene der eigenen geschlechtlichen Identität und nehmen unbewusst oder sogar bewusst die neue Rolle eines Heilers ein. Bei einem solchen Wandel bleibt allerdings meist das Begehren auf der Strecke und erzeugt das Gegenteil von dem, was eigentlich erreicht werden wollte, nämlich Distanz. Und sei ehrlich, wer vögelt schon gerne seine Versorgungseinheit? Es wäre also sehr wichtig, wenn beide Partner von Anfang an ohne Scham und Erwartungshaltungen auch über sexuelle Bedürfnisse und Empfindungen sprechen und sich mitteilen könnten.

Ansonsten lauert tatsächlich die Gefahr, dass die Beziehung von Frustration und Blockaden infiltriert wird.

Anstatt in der Reflexion mit dem Partner zum eigenen Kern vorzudringen, bleibst du also mehrheitlich auf der Ebene deiner Schutzschichten und Verletzungen stecken. Du wärst damit also nicht nur auf der fairen, sondern auch auf der neutralen Ebene angelangt. Dem gemeinsamen Vordringen zur eigenen Essenz stehen aber zudem noch die zukünftig stillschweigend aufgeführten Paragrafen in den unbewussten Partnerschaftsverträgen im Weg. Die daraus sich einstellende unterschwellige Unzufriedenheit wird dann sehr oft durch Provokation und Herausforderungen eines Partners in die Sichtbarkeit gebracht. Der Kampf beginnt.

Solche Kampfansagen gehen aber immer zuerst gegen dich selbst. Deine Erwartungshaltungen müssen enttäuscht werden, da du nicht nur andere, sondern vor allem dich selbst am meisten getäuscht hast. Doch mit den köchelnden Emotionen machst du meist das Nächstbeste und manipulierst oder bekriegst den Partner. Vielleicht muss ja wirklich erst einmal so richtig viel Glas zu Bruch gehen, bevor die Erkenntnis reifen kann, dass das Wichtigste in einer Liebesbeziehung ist: Liebe gibt, Liebe nimmt nicht aus Bedürftigkeit. Nehmen und Geben im Rhythmus und im Austausch ist die Basis des Zusammenseins und damit auch die Basis der eigenen Beziehung zu sich selbst.

UMA LIFE-Praxis

Weiblich, 65

Wenn ich zurückblicke, bin ich mit meinem Leben als Frau und Mutter sehr zufrieden. Es war genau passend. In meinem damaligen Bewusstsein und meiner Selbstverleugnung, die ich nur mit äußerster Disziplin und Kontrolle aufrechterhalten konnte, war das wirklich so!

Heute sehe ich es klarer und die Herausforderungen auf allen Ebenen haben ihres dazugetan. Ich habe mir meinen Partner ausgesucht und meine Kinder sich den Vater. Nach dem Prinzip der Reflexion: Das, was in mir angelegt ist und ich nicht lebe, kommt mir von außen entgegen.

Ich habe meinen Kindern und meinem Mann eine immer sehr kontrollierte und hilfsbereite, liebevolle, Immer-für-sie-da-seiende-Mutter und -Frau vorgespielt. Ich bekam von ihnen ein paar Mal zu hören: „So blöd wie du sind wir einmal nicht!“ Sie haben es aber trotzdem genossen, dass ich ihnen den Arsch nachgetragen habe. Beschwert hat sich niemand.

Heute weiß ich, dass durch mein Verhalten zwar eine sehr liebevolle und harmonische Schein-Atmosphäre zu Hause herrschte, aber Achtung und Respekt mir gegenüber habe ich vermisst. Vor allem von meinem Mann. Schuld war ich jedoch selber. Wer sich selbst nicht den Respekt und die Achtung gibt, kann sie auch nicht von jemand anderem erwarten. Ich fuhr voll auf das Prinzip ab, dienen und Schuld abtragen zu müssen.

Klar, ich wurde sehr früh ungewollt schwanger. Dadurch hatte ich unbewusst meinem Mann gegenüber immer ein Schuldgefühl. Was natürlich Quatsch ist, denn zum Kinderkriegen gehören immer zwei. Und dass er nicht verhüten wollte, sondern sich ganz auf mich verlassen hatte, war sein Problem.

Da ich schon immer sehr konfliktscheu war, habe ich mich überreden lassen zu heiraten. Heute weiß ich, dass es das Beste war, was mir passieren konnte. Ich hätte viele meiner schmerzlichen Erfahrungen nicht gemacht und wäre heute nicht an dem Punkt angekommen, wo ich jetzt bin.

Viele denken jetzt vielleicht, „die spinnt", wer reißt sich in der heutigen Zeit denn schon um schmerzliche Erfahrungen? Tja, diese Erfahrungen bringen uns aber erst weiter, wenn wir ihnen nicht ausweichen, uns selber anlügen und verkaufen, nur um in unserer materiellen Sicherheit zu bleiben.

Ich war eine von dieser Sorte. Ich habe mich für meine materielle Sicherheit verkauft und verraten. Meine Seele hat ziemlich laut gejault – ich wollte sie nicht hören. Ich wurde sehr krank. Selbst da habe ich nicht auf meine Intuition gehört, geschweige denn ihr vertraut. Das wäre ja undankbar, mir geht es doch gut, ich habe doch alles, keiner würde verstehen, dass ich unzufrieden bin. Wie es das Wort schon aussagt, ich habe mich wieder einmal verleugnet, so als gäbe es mich nicht.

Ich hielt tapfer durch. Eigentlich müsste ich den Verdienstorden erster Klasse überreicht bekommen. Ich erniedrigte mich und nahm hin, dass mein Mann immer wieder so seine kleinen Affären hatte. Der Arme, er war ja nur der Erfüllungsgehilfe, damit ich endlich aufwache. Doch ich war zäh. Es dauerte viele Ehejahre, bis er es endlich nicht mehr mit anschauen konnte. Er teilte mir mit, dass er sich von mir trennen wollte. Ich fiel aus allen

Wolken. Ich, die alles für ihn getan, Erniedrigungen erduldet hatte um den Preis, das Bild im Außen aufrechtzuerhalten und die Komfortzone nicht verlassen zu müssen.

Außerdem hatte ich zu dieser Zeit überhaupt keinen Selbstwert mehr, denn ich konnte nie Entscheidungen treffen oder Verantwortung für mich übernehmen. Ich war immer noch fremdbestimmt und autoritätshörig. Ich war wütend und traurig zugleich. Ich dachte mir: „So leicht kommst du mir nicht davon, jetzt wollen wir einmal schauen, wer der oder die Stärkere ist!" Mein Kampfgeist war erwacht. Der erste Satz, der mir in den Sinn kam, war: „Was hat die, das ich nicht habe? Im Bett ist sie bestimmt auch nicht besser." Auf der sexuellen Ebene hatten mein Mann und ich immer Spaß. Na ja, es war vielleicht die letzten Jahre etwas eintönig und immer das Gleiche.

Heute weiß ich, dass er das, was er suchte und erwartete, bei der anderen Frau auch nicht gefunden hatte, die hat ihm, wie die zahlreichen anderen auch, um an sein Geld heranzukommen, etwas vorgespielt.

Ich fing also an zu kämpfen – mit allen mir zur Verfügung stehenden Mitteln. Aber um was bitte, habe ich gekämpft? Mein verletztes Ego, um den Schein trotz allem immer noch zu wahren? Heute bin ich froh, dass das alles nichts gebracht hat. Um Himmels willen, wenn das geklappt hätte!! Ich mag gar nicht daran denken! Wahrscheinlich wäre ich wieder sehr krank, magersüchtig oder/und depressiv geworden.

Ich möchte nur immer wieder daran erinnern, dass das alles nichts mit dem Verhalten meines Mannes zu tun hat. Ich bin für mich selber verantwortlich. Ich war nur zu harmoniesüchtig, um mir das einzugestehen, geschweige denn, für mich daraus Konsequenzen zu ziehen. Ich war selbst zu blöd, mit einem anderen

Mann ins Bett zu gehen; Angebote hatte ich eindeutige. Aber so etwas tut man als anständige Frau und Mutter ja nicht: „Oh, du scheinheilige Kuh!“ Lilith hatte keine Chance, es dominierte die Heilige, vielmehr die „Scheinheilige“.

Mit Entscheidungen tat ich mich immer schwer; ich war froh, wenn mir mein Mann dies abnahm. Was ich heute nachvollziehen kann, weil ich den Ablöseprozess von meinem Elternhaus (Mutter) nicht abgeschlossen hatte und somit bewusst keine Verantwortung übernehmen konnte. Wenn ich heute zurückschaue, bin ich in den Jahren meiner Ehe immer das angepasste Kind geblieben. Eine Gesetzmäßigkeit ist: Wenn man keine Verantwortung übernehmen kann, kann man auch keine Entscheidungen treffen.

So resultierte daraus, dass ich gar keine Wünsche mehr anmelden konnte, weil alle glaubten, ich hätte keine mehr und sei wunschlos glücklich. Was habe ich mir da für ein Eigentor geschossen mit meiner Angepasstheit. Mein Umfeld konnte nichts dafür, die waren es ja gewohnt, dass ich zu allem Ja und Amen sagte, auch wenn es für mich nicht passend war. Nur um nicht aufzufallen, anzuecken oder schuldig zu sein.

In jeder von uns steckt entweder der Satz: „Ich werde nicht so wie meine Mutter“ oder: „Ich möchte so werden wie sie“, was gleichermaßen nicht in Ordnung ist. Ich kann nicht das Leben meiner Mutter weiterführen oder für sie verändern, verbessern. So bleibe ich in meiner Selbstverleugnung und ohne eigene Identität.

Die Achtung und den Respekt, den ich heute von meinen Kindern und meinem Exmann erfahre, habe ich dem Umstand zu verdanken, dass ich mich für mich entschieden habe und mich auf der Bewusstseinsebene den Herausforderungen gestellt habe. Ich habe angefangen, Verantwortung für mich selber zu übernehmen, indem ich meine Bedürftigkeit nicht mehr an andere abgegeben habe und auch die Bedürfnisse anderer nicht erfüllen wollte, indem ich mir nichts mehr gefallen lasse, meine Meinung ausspreche und dazu stehe, auch wenn es nicht immer leicht ist.

Und glaubt ja nicht, dass es einfach war und möglich, ohne Leid diesen Weg zu gehen: Ich war nicht nur einmal am Aufgeben und Verzweifeln. Da dachte ich mir auch manchmal: Wie verrückt muss ich doch sein, mir das anzutun? Auch ich wurde in meinem Selbsterkenntnisprozess gut begeleitet und unterstützt, weil ich bemerkt habe, dass ich immer wieder in alte Muster zurückfiel. So kann ich heute meine Vergangenheit in meine Verantwortung nehmen, ohne Groll, Wut, Scham oder Schuldgefühle. Ich habe sie zugelassen und somit angenommen.

Aber glaubt mir, nur durch dieses Ja zu mir bin ich heute in der Lage, einen freundschaftlichen Kontakt zu meinem Exmann und seiner neuen Partnerin zu leben. Ich kann mit ihm und seiner neuen Familie ohne irgendwelchen Groll oder Hass kommunizieren. Im Gegenteil, ich bin ihm sehr dankbar dafür, dass er für mich auch diese letzte wichtige Entscheidung getroffen hat.

Ich habe das größte Geschenk, das ein Menschenkind hat, nämlich meine absolute Unabhängigkeit auf allen Ebenen, meinen eigenen Respekt und die Achtung vor mir selber. Ich bin erwachsen geworden; hat lange gedauert, aber es hat sich gelohnt.

UMA:
Mütter sind bestrebt, immer alles zu geben und möglichst nichts zu nehmen.

- Ist das der Sinn des Mutterdaseins?
- Was habe ich von meiner Mutter übernommen?
- Welche Konditionierungen und Muster, vor allem moralischen Werte?
- Was möchte ich bei meinen Kindern verhindern, was anregen?
- Kann ich das, ohne Macht auszuüben?

Beginn der Bewusstwerdung

Ich möchte zum Schluss noch einmal darauf hinweisen, dass ein Problem in der Sexualität erstens nur mit einem selbst zu tun hat und zweitens nur ein Symptom ist, das auf etwas anderes hinweisen möchte.

Der Partner spiegelt immer, was im Geiste des anderen vor sich geht. Wenn du allerdings in den Genuss eines gespiegelten, positiven Selbstempfindens kommen willst, versuchst du insgeheim bereits, den anderen zu kontrollieren.

Wenn in deiner Beziehung, egal durch welche Umstände, Langeweile, Frust oder ein Machtkampf besteht, kannst du entweder aus der Beziehung herausgehen, dir einen Liebhaber oder eine Geliebte suchen, zu Hause weiter manipulieren und den schönen Schein wahren. Oder aber du stellst dich dem „Problem", das gleichzeitig ein Hinweisschild ist, und nimmst es erst einmal zu dir, anstatt es gleich dem Partner überzustülpen. Das heißt, dass du dir die eigenen Anteile in der Geschichte anschaust und dir bewusst machst, wo du dich selbst verleugnest. Du gehst damit zuerst in den Konflikt mit dir selbst, indem du dich fragst, wovor du eigentlich Angst hast.

Schlussendlich geht es nur miteinander. Trotzdem steht jeder für seine eigene Identität und Differenzierung daraus in der Partnerschaft gerade. Wichtig ist dabei auch zu erkennen:

- Ich bin ich, du bist du.
- Ich bin nicht du, du bist nicht ich.

Der Beginn, sich seiner selbst und seiner Ursache bewusst zu werden, hat ganz offensichtlich sehr viel mit der eigenen Wahrheit und deren Akzeptanz zu tun. Ein gesundes und stabiles Selbstempfinden entwickelt sich erst, wenn du dich mit dir und deinem Partner konfrontierst und beherzt und mutig das tust und sagst, was du als deine Wahrheit empfindest. Genauso verdienst du dir deine Selbstachtung zurück, auch wenn du dich in dem Moment vielleicht als der vermeintlich schwächere Teil der Partnerschaft fühlst.

Veränderungen beginnen immer im eigenen Bewusstsein und haben nichts mit dem Streben nach Verbesserung von Umständen im Außen zu tun. Wir versuchen immer wieder mit großer Anstrengung und immer wieder „neuen" Konzepten, den momentanen Zustand der Selbstverleugnung aufrecht zu halten.

Mache dir also bewusst, dass du im Außen nur verbessern, damit jedoch nichts verändern kannst. Mit diesem Bewusstsein setzt du in dir Energie frei, die du für eine stabile und gesunde Sexualität und Partnerschaft einsetzen könntest. Nimm deine Energie deshalb nach innen, anstatt sie im Außen verpuffen zu lassen.

Hadere nicht mit dir, deinem Partner oder einer anderen vermeintlich unbefriedigenden Situation. Sie sind in jedem Moment vollkommen passend in deiner Lebensordnung und wollen dir lediglich etwas zeigen. Versuche, JA zu jedem Moment in deinem Leben zu sagen, denn so „schrecklich" er sich auch anfühlen mag: Dieses Gefühl will einzig anerkannt und erlebt werden.

Vergiss nie: Ein Gefühl, eine Wahrnehmung oder ein Empfinden mag sichtbar sein, wenn das andere auch unsichtbar erscheint, doch trotzdem ist immer beides vorhanden. Du versuchst vielleicht, aus welchen Gründen auch immer, einen Anteil von dir, den du verurteilst und als nicht gut bewertest, zu unterdrücken. Dieser abgewürgte Teil fehlt dir schlussendlich.

Liebe gibt es nicht ohne Hass.
Gott gibt es nicht ohne Teufel.
Das Gute gibt es nicht ohne das Böse.
Richtig gibt es nicht ohne falsch.
Groß gibt es nicht ohne klein.
Es gibt den Tag nicht ohne Nacht.

- Es gibt nicht nur ein Entweder-oder, sondern auch immer ein Sowohl-als-auch.

Wenn du dir das verinnerlichen kannst, merkst du sehr schnell, wie viel Kraft und Energie du aufwenden musst, um diesen nicht geliebten Anteil in dir zu bekämpfen. Halte dich darin aus.

Überhaupt: Den Mond (weiblich) siehst du nur, weil ihn die Sonne (männlich) anstrahlt. Also kannst du davon ausgehen, dass das Weibliche nur sichtbar wird, wenn es vom Männlichen beleuchtet wird. Geben wir dieses Bild in die äußere Welt, würde dies bedeuten, dass die Frau sich erst durch den Mann als Frau fühlen kann und umgekehrt. Wir dürfen dabei nicht außer Acht lassen, dass in erster Linie diese beiden Polaritäten in jedem von uns vorhanden sind und dass sie das Recht haben, anerkannt zu werden, egal, ob du Frau oder Mann bist. Wenn du den gegengeschlechtlichen Anteil in dir bewertest und verurteilst, wirst du automatisch diesen Teil im Außen bekämpfen. Genau auf diese Weise beginnt der Geschlechterkampf überhaupt.

Doch glaube mir nichts, überprüfe alles individuell für dich selbst noch einmal! Ganz sicher würde es mich freuen, wenn mithilfe dieses Buches beim einen oder anderen von euch die

Sichtweise auf eure Sexualität und Partnerschaft etwas ausgedehnt würde. Auch wenn dies bedeutet, dass es dazu offene, angstfreie Gespräche, mit Respekt vor den Bedürfnissen des Partners, braucht. Aber vor allem ist dein Mut gefragt, dich selbstbewusst und authentisch zu zeigen und dir nicht anzumaßen, es besser zu wissen als dein Gegenüber. Gleichwertigkeit ist in einer Partnerschaft absolut vorrangig.

Ach, sind Sexualität und Partnerschaft nicht einfach eine herrliche Selbsterkenntnisreise?

In diesem Sinne bleibt in Bewegung und neugierig!

- Mute dich dir selbst zu!
- Wenn nicht jetzt, wann dann?

Wenn nicht jetzt, wann dann?

- Wer bist du als Frau? Wer bist du als Mann?
- Sexualität ist als Symptom zu hinterfragen und nicht als Ursache für die Probleme damit.
- Die Sexualität ist der effektivste Wegweiser zur Selbsterkenntnis.
- Echte Veränderung geht immer von innen nach außen.
- Wichtiger ist das WIE, nicht das WAS. Also WIE man ist, nicht WAS man tut.
- Jeder bewertet individuell nach seinen eigenen Konditionierungen.
- Wo setzt du dich mit dir oder einem Problem in Eigenverantwortung auseinander ohne Schuldzuweisungen und Bewertungen?
- Wie bist du sexuell?
- Sex ist und bleibt die stärkste Waffe einer Frau.
- Jeder Mensch ist individuell einzigartig. Keiner darf sich anmaßen, für andere etwas besser zu wissen, zu wollen oder zu tun.
- Dein Drehbuch ist in dir angelegt, aber nicht festgelegt.
- Die äußere Welt ist ein Spiegel und zeigt dir alles spiegelverkehrt.
- Die Furcht vor dem Weiblichen ist eine der größten Ängste des Mannes.
- Eine Frau/ein Mann ist dann eine „ganze Frau“ bzw. ein „ganzer Mann“, wenn es ihnen gelingt, ihre ungeliebten Anteile anzunehmen.
- Es gibt niemals das eine ohne das andere.

- Unbewusster Partnerschaftsvertrag: Was gibst du mir, wenn ich dir das gebe, was du brauchst?
- Du gehst da hinein, was du nicht bist, um zu erkennen, wer oder was du bist.
- Wir Menschen arbeiten unbewusst immer darauf hin, ein bestimmtes Gefühl nicht fühlen zu wollen und ein anderes Gefühl auf jeden Fall fühlen zu können.
- Machtmissbrauch bei dir selbst: Ich brauche meine Macht nicht, sondern überlasse sie anderen.
- Vermeidungstaktik: Du tust unbewusst alles dafür, dass das, was du von dir glaubst, wahr wird.
- Sexualität als Mittel zum Zweck.
- Liebesspiel oder Liebesmüh?
- Jede positive Lebensäußerung ist aggressiv-aktiv.
- Deine Einstellung zu deiner Sexualität und deinem Verlangen ändert sich fortwährend, dein ganzes Leben lang.
- Frauen entwickeln einen Killerinstinkt, wenn es um Macht geht, und zwar auf allen Lebensbühnen.
- Frau ist Macht, und Sex spielt darin eine zentrale Rolle.
- Welche Alibis, Muster und Hintergründe verstecken sich in deiner eigenen Geschichte?
- Es gibt nicht nur ein Entweder-oder, sondern auch immer ein Sowohl-als-auch.
- Gleichwertigkeit ist in einer Partnerschaft absolut vorrangig.
- Derjenige, der mehr verliebt ist in den Partner, ist grundsätzlich immer in der Ohnmacht.
- Die Sexualität befreit die Eigenliebe.
- Wie willst du dich deinem Partner zumuten, wenn du dich dir selbst nicht zumuten kannst?
- Intellektuelles Verarbeiten der vorliegenden Thematik reicht nicht aus.
- Die Lösung ist immer vor dem Problem da.

Raum für eigene Notizen

Quellennachweise - Literatur

Kapitel: Die unsichtbare Evolution

Klaus Konstantin
Heilung braucht Wahrheit. Was du nicht lebst, lässt dich nicht leben. Sheema Medien Verlag, Wasserburg 2012

Kapitel: Das Bild der Frau in der frühesten Geschichte

Jakob Sprenger Heinrich Institoris
Der Hexenhammer (Malleus maleficarum), dtv bibliothek, Dünndruck Ausgabe Oktober 1982

Bram Dijkstra
Das Böse ist eine Frau, Rowohlt 1999

Kapitel: Das Erbe der Frau

Hannelore Traugott
Lilith. Eros des schwarzen Mondes, Edition Astrodata 1995

Johann Wolfgang von Goethe
Faust Teil 1

Kapitel: Die heutige Frau im Zwiespalt

Nell Kimball
Memoiren aus dem Bordell, Eichborn Verlag Frankfurt 1999, Zitate von den Seiten 129-130

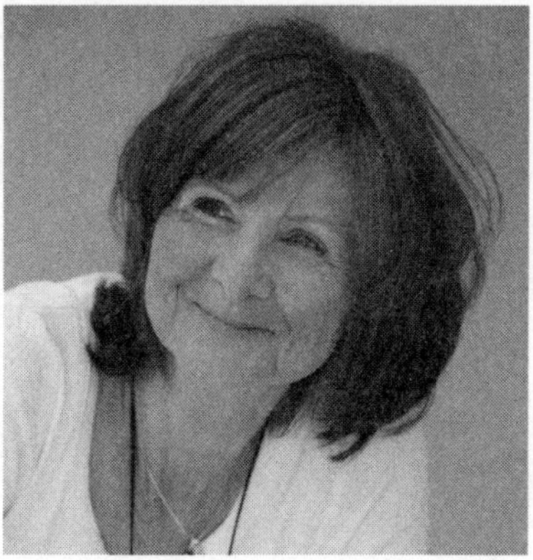

Mit großer Leidenschaft und Sachkompetenz erforscht Ursula Maria Auktor die Polarität zwischen dem Männlichen und dem Weiblichen und die Dynamiken von Liebe, Partnerschaft und Sexualität.

Bei der Bearbeitung persönlicher Lebensthemen legt sie besondere Aufmerksamkeit auf elterliche Prägungen, familiäre Verstrickungen, unbewusste Beziehungsmuster und die Bearbeitung von Traumata. So gelingt es ihr auf faszinierende Weise, familiäre und partnerschaftliche Themen als Spiegel der eigenen männlichen und weiblichen Anteile zu entschlüsseln.

Ihre besondere Art der energetischen Transformationsarbeit eröffnet vollkommen neue Perspektiven des Bewusstseins.

Zusammen mit Klaus Konstantin leitet Ursula Maria Auktor das Clarius-Institut für Bewusstseinsforschung und Potenzialentwicklung in der Schweiz. Sie sind Begründer des Bewusstseinstrainings Remember-Prozess®, der darauf aufbauenden Visionsarbeit Pana-Experience® und der daraus resultierenden Ausbildung HSP – High Sensitiv Perception.

Daneben bieten sie Seminare zu aktuellen Themen sowie individuelle Einzel- und Paarberatungen an.

Weitere Informationen: www.clarius-institut.info

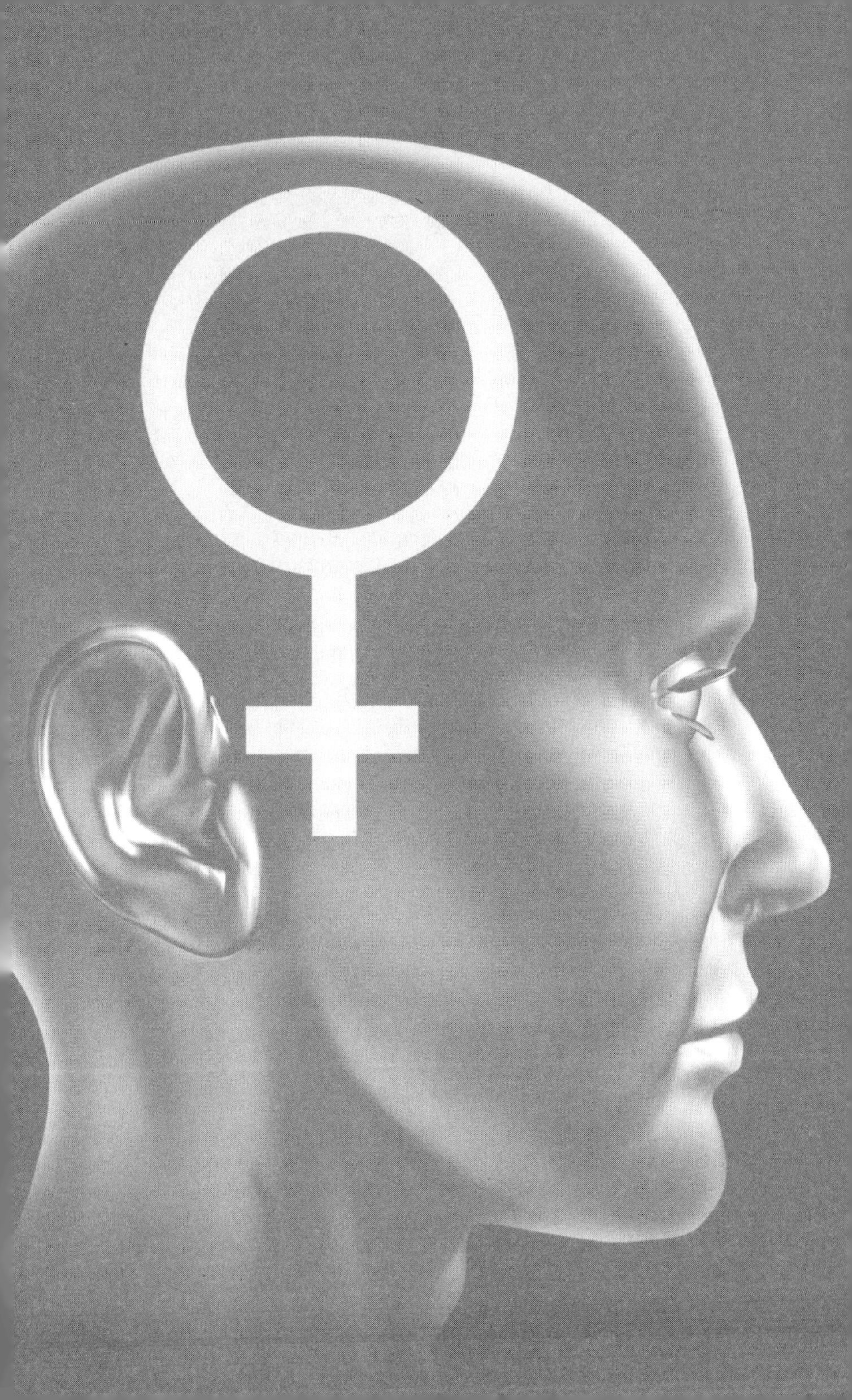

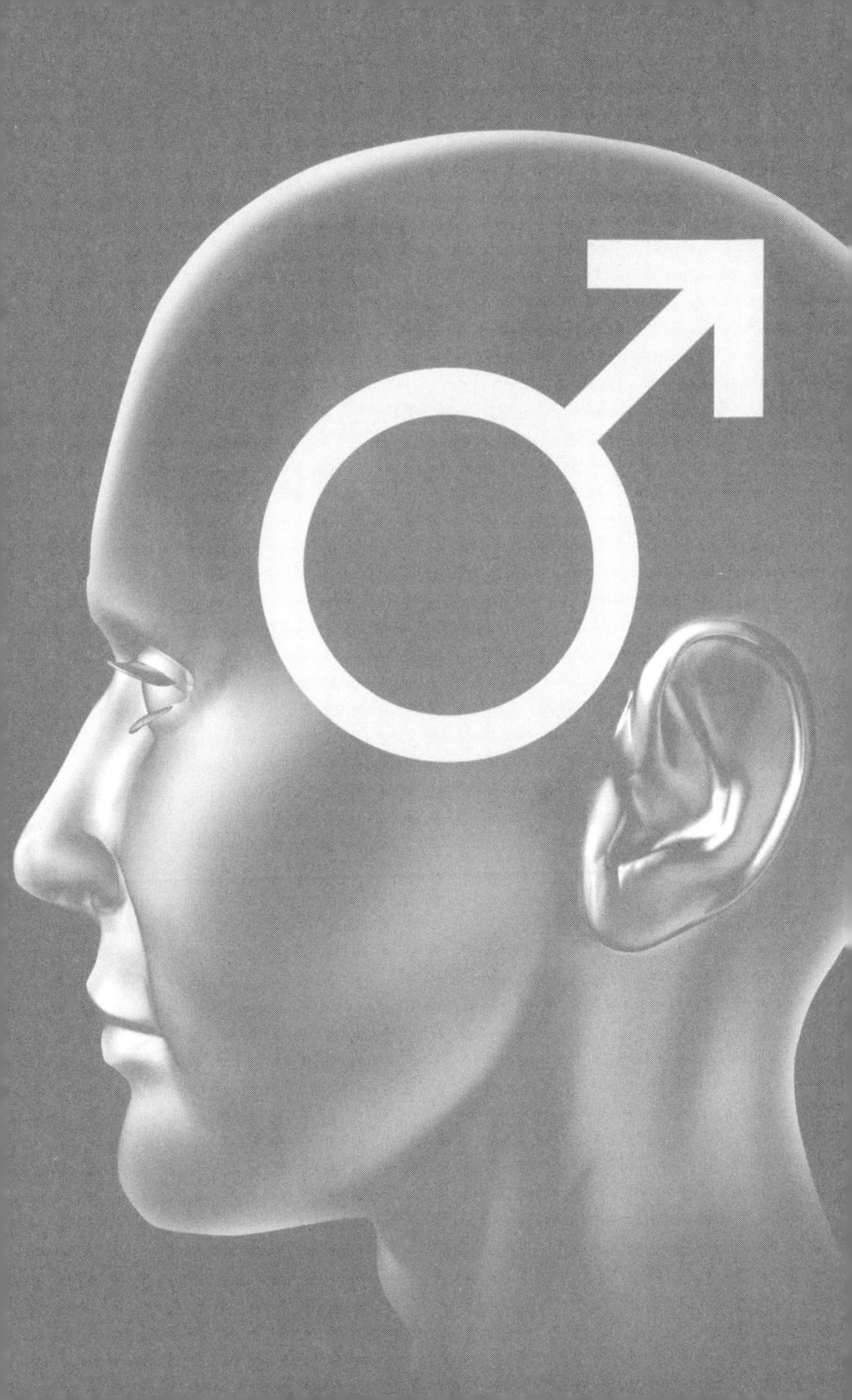

Buchempfehlungen aus dem Sheema Medien Verlag

Klaus Konstantin

Heilung braucht Wahrheit - Was du nicht lebst, lässt dich nicht leben
Das Buch zum Remember-Prozess®. Um zu erkennen, wer man wirklich ist, kommt man nicht umhin, dem eigenen Schatten zu begegnen. Das Buch ist eine Anleitung zur kompromisslosen Selbst-Demontage. Mit überraschenden Perspektiven und Impulsen ermutigt es, die Welt als Spiegel des Bewusstseins zu erkennen. Auf sich selbst zurück geworfen und aller äußeren Sicherheiten beraubt, bleibt schließlich nur noch eines: radikales Vertrauen.
„Nichts für schwache Nerven!" (Zitat einer Leserin)
200 Seiten, Hardcover, ISBN 978-3-931560-42-3

Katrin Langholf

Von der Schönheit, Frau zu sein - Heilung & Entfaltung der Weiblichkeit
Weibliche Essenz ist ein natürlicher Ausdruck von Kraft und Schönheit. Sie birgt das Potenzial, durch jede Frau zu strahlen und in ihr zu wirken. Ein Buch mit vielen praktischen Anregungen und Übungen. „Es arbeitet beim Lesen in Dir und Du merkst, etwas stülpt sich von innen her um." (Zitat Anna Scherer) Eine eigenwillige Initiation ins Frau-Sein.
200 Seiten, Paperback, ISBN 978-3-931560-15-7

Beatrix Schulte

Ich lasse los, also bin ich! - Wege zu einem stressfreien Leben
Ein praktisches Handbuch mit vielen Tipps und Anregungen für ein selbstbestimmtes Leben, das klar aufzeigt, wie wir dem Stress des Alltags auf Dauer entkommen können. Die Leser finden nachhaltige Unterstützung für körperliches Wohlbefinden, seelische Balance und inneren Frieden.
Anti-Stress → Pro-Gelassenheit!
144 Seiten, Paperback, ISBN 978-3-931560-22-4

Wenn Sie sich für weitere Titel aus dem Sheema Medien Verlag interessieren, dann freuen wir uns, wenn Sie uns im Internet besuchen:

www.sheema-verlag.de

KONTAKT

Sheema Medien Verlag
Bücher. Aus Liebe.
Hirnsberger Str. 52
D - 83093 Antwort

Tel.: +49 (0)8053 - 7992952
Fax: + 49 (0)8053 - 7992953

E-Mail: info@sheema.de
http://www.sheema-verlag.de

SHEEMA

MÖGEN ALLE WESEN GLÜCKLICH SEIN